U0099646

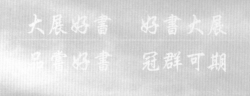

大展好書　好書大展
品嚐好書　冠群可期

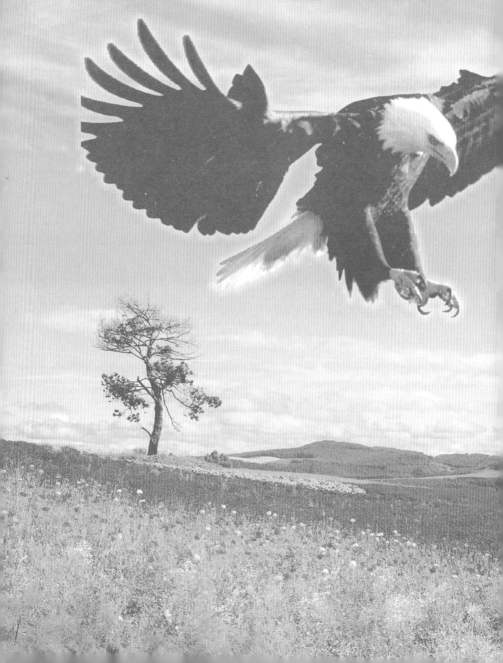

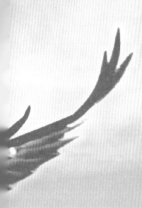

大展好書　好書大展
品嘗好書　冠群可期

武當道教醫藥：5

武當道醫

傷科臨證靈方妙法

—— 尚儒彪／編著

品冠文化出版社

《武當道醫臨證靈方妙法系列叢書》
編委會

主　任：李光富

副主任：李光輝　盧家亮　徐增林　范學鋒　呂允嬌

武当灵方济世救
民千年艰辛潜心
挖整丛书问世惊
法永存

贺尚儒先生名著"武当灵方丛书"出版

中国共产党好
社会主义好
伟大祖国好

病员八十六岁唐蒋荣重根

二〇二二年十一月六日

弘扬道家医学，侍永是垂济世

罗钧

中國印刷集團公司總經理

崇尚武當道醫
臨証灵方妙法

贺尚儒兒教授武當道醫院证灵方妙法出版发行

王辰年秋月
襄陽市湖北並院院長吴祖斌敬書

武當道醫 傷科臨證靈方妙法

·4·

祝尚儒先生

武寺道隆跋涉灵吉

妙陀　出版　己丑梅寺九五

醫術勝仙

倚心如佛

祝尚儒鑒

同志武當道醫臨證靈方妙法叢行

壬辰年孟冬襄陽寒山人書賀

武當道醫傷科臨證靈方妙法

內容簡介
introduction

　　本書是一部傷科治療專著。書中介紹了武當道教醫藥經絡學說、人體骨骼、天人合一的整體觀、武當傷科診法、傷科接骨法、傷科固定法、武當傷科常用方，其中有不少秘方是首次公開的祖傳秘方。較為詳細地介紹了武當道教醫藥一根針療法、一雙手療法。

　　全書重點介紹了各種關節脫位、各種骨折的治療。對常見的急慢性頸、肩、腰、腿疼痛治療，反映出了武當道教醫藥按摩、針灸治療的特色。燙傷、凍傷和各種動物咬傷的治療，是此書中的亮點，這些秘方經作者40餘年臨床驗證，治療各種燙傷的有效率為99%。武當道教醫藥的道醫們，多是武當武術高手，因此在內傷治療、穴位損傷治療均有獨特的心得，分治方法較細。

　　最後介紹了由恩師所傳授的「武當秘傳跌打外傷藥方」。

　　此書適合全科醫生、傷科醫生、康復科醫生、針灸科醫生學習、參考。家庭備有此書，可在關鍵時查閱，達到小傷自救，大傷第一時間保護傷者，對尋醫治療均有一定幫助。

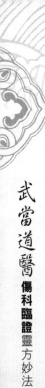

武當道醫 **傷科臨證**靈方妙法

序 言

foreword

　　我雖然沒有專門研究過武當山道教醫藥，但長期在武當山地區生活工作，長期閱讀道教史志及《正統道藏》，長期接觸道教界人士，耳濡目染，能感受到道教與中醫學的密切聯繫，對民間流傳的「醫道同源」「十道九醫」等習慣說法也有幾分體悟和認知。

　　道教與其他宗教相比，其教義思想的最大特色是「貴生」。生，是指生命存在和延續，「貴生」，即珍惜生命、善待生命之意。「貴生」的教義主要反映在三個層面：一是對自己；二是對他人；三是對其他有生命的物體。從這三個層面都可以看出「醫道同源」的軌跡。

　　對自己，道教追求修道成仙、長生久視，所以特別重視「生」。《道德經》說：「深根固柢，長生久視之道。」《太平經》說，天地之間，「壽最為善」，生命長久存在本身就意味著是最高的善。與生命存在相比，富貴功名都算不得什麼。《抱朴子》說：「『天地之大德曰生。』生好物者也，是以道家之所至秘而重者，莫過於長生之方也。」《抱朴子》說：「百病不癒，安得長生？」「古之初為道者，莫不兼修醫術」。

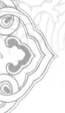

　　道教修道成仙的信仰和理論促使其信奉者孜孜不倦地追求長生不老之藥，並伴隨「內以養己」的炁功，透過導引、辟穀、清心寡慾以達到袪病延年、強健體魄的目的。歷代道士在修練過程中積累了大量有關醫藥衛生、袪病延年、保健強身的知識與方術，它包括服餌外用、內丹導引等方法。

　　醫學治病要研究人的身體，道教養生也要研究人的身體，所以我們在道教《黃庭內景經》中可以看到《黃帝內經》的影響。南朝道醫陶弘景《養性延命錄》高舉「我命在我不在天」的道教生命哲學大旗，強調修道之人如果平時能加強身心修養，注重合理飲食和房中衛生，善於調理，就能保持身心健康，防止疾病萌生。該書強調的「生道合一」的宗旨是「醫道同源」的典型案例。

　　對他人，道教宣揚重人貴生，濟世度人，所以特別重視「生」。《太平經》說：天地之性，萬千事物中「人命最重」。《三天內解經》說：「真道好生而惡殺。長生者，道也。死壞者，非道也。死王乃不如生鼠。故聖人教化，使民慈心於眾生，生可貴也」。在被道教奉為萬法之宗、群經之首的《度人經》中，開卷即宣揚「仙道貴生，無量度人」的教義。道教有以醫傳道的傳統，如東漢張陵創「五斗米道」是從為百姓治

療疫病開始的，張角的「太平道」也是透過為民治病吸引了信眾。

道教認為修練成仙必須做到功行雙全，道士們將各種修練養生的法門統稱為「功」，並認為在練功的同時還必須行善積德，濟世度人，即所謂「行」，只有做到「功行圓滿」，才能得道成仙。而行醫施藥是濟世度人的一大功德，這無疑也會促使教門中人自覺研習醫術，透過治病救人來行善立功德。

對其他有生命的物體，道教宣揚齊同慈愛，萬物遂生，所以特別重視「生」。

道教尊重生命、寶貴生命的思想並不僅僅是針對人的，天地日月、草木鳥獸等萬物的生命都是寶貴的，都需要人們憐憫善待，不可隨意傷害。武當道教敬奉的主神——玄天上帝是主宰天一之神，是水神。《敕建大岳太和山志》說：「其精氣所變曰雨露、曰江河湖海；應感變化，物之能飛能聲者，皆天一之所化也」；「玄帝有潤澤發生、至柔上善、滌穢蕩氣、平靜之德，上極重霄，下及飛潛，動植莫不資焉。」因此，武當道教的玄帝信仰也充分體現了「貴生」的教義精神。古代道醫不僅為人治病，遇到動物有病也會積極施救，民間傳說道醫孫思邈為小蛇治傷的故事就反映道教齊同慈愛的「貴生」教義。

民間「十道九醫」之說，也不是空穴來風。翻閱道教史志就會發現，歷代道士中兼通醫術者不在少數。以武當山為例，宋代以來山志對通醫術為民治病的道士多有記載。元代《武當福地總真集》云：田蓑衣「人有疾厄叩之者，摘衣草吹氣與之，服者即癒。」孫寂然「以符水禳禱為民除疾，眾皆歸之，數年之間，殿宇悉備。高宗詔赴闕庭，以符水稱旨，敕度道士十人。」鄧真官「遠邇疾患，皆奔趨之。」魯洞雲「年八十餘，以道著遠，點墨片紙，可療民疾」。葉雲萊「至元乙酉，應詔赴闕，止風息霆，禱雨卻疾，悉皆稱旨。」明代《大岳太和山志》云：王一中（？-1416年）「符水濟人，禦災捍患，事多靈驗。」張道賢「奉命採藥於名山大川」。雷普明「御馬監馬大疫，檄普明治之，遂息」。《續修大岳太和山志》卷四《仙真》云：黃清一（？-1900年）「識藥性，苦修練。晝則入山採藥，和丸濟世」。黃承元（1785-1876年）「性慈祥，甘淡泊。日以採藥濟世為事」，治癒病人甚多。該志卷一記載：「紫霄宮楊來旺知醫，纂有《妙囊心法》；周府庵鄭信學、蒲高衡、饒崇印知醫；紫陽庵王太玉知外科；自在庵高明達外科。」

20世紀90年代初，我在蒐集武當山道教歷史資料時，聽說清末民初武當山坤道胡合貞知醫術、識藥

性，曾為武當山周圍許多民眾治癒過疾病；20世紀70年代，我曾見過沖虛庵趙元量道長為民推拿療傷，不取分文，頗受民眾尊敬。所以我和王光德會長合著《武當道教史略》時，專門為胡合貞、趙元量道長立傳，以表彰他們懸壺濟世之功。

尚儒彪先生，道名信德，是武當道教龍門派第25代俗家弟子。20世紀70年代初，因開展「一把草運動」進入武當山採挖中草藥，認識了在廟道醫朱誠德，遂拜其為師，學習道教醫藥。經過長期的臨床實踐，他總結整理出武當山道教醫藥的「四個一」療法，即「一爐丹、一雙手、一根針、一把草」，並發表多篇文章介紹武當道教醫藥。

尚醫生退休前為湖北省丹江口市第一醫院主任醫師，2002年被十堰市衛生局評為「十堰十大名中醫」之一。他曾參與編寫《中國武當中草藥志》，著有《傷科方術秘笈》《古傳回春延命術》《中國武當醫藥秘方》《武當道教醫藥》等醫書。

《武當道醫臨證靈方妙法系列叢書》是尚儒彪先生總結研究武當道教醫藥的最新成果，該叢書由內科、兒科、婦科、男科、傷科、外科、方藥7個部分組成。作者長期從事中醫藥工作，除本人家傳及師授秘方外，還注意蒐集、整理武當山歷代道醫治療各種

疾病的靈方妙法，並將其應用於臨床實踐，積累了大量的成功經驗。

古人云：「施藥不如施方。」現在，作者將自己長期收集的靈方妙法全部公開地介紹給讀者，由讀者斟酌選用，這種做法完全符合道教重人貴生、濟世度人的教義，故樂為之序。

湖北省武當文化研究會會長　楊立志

　　壬辰孟春，當我校完新作《武當道醫臨證靈方妙法系列叢書》，真有新產婦視嬰之感。產婦只需十月懷胎，吾作此書，積累資料數十載，辛苦撰寫近十年。雖經精雕細琢，修改數遍，書中仍有不盡如人意處，但慈母看嬌兒，雖醜亦舒坦。

　　余幼承家技，自幼受百草香氣薰染，從記事起，常見將死者復活，危重者轉安，常與家人共享患者康復之快樂，亦常為不治者而心酸，遂立志：長大學醫，為人解苦救難。

　　1961 年我拜名醫齊正本為師學習中醫外傷科，1963 年參加工作進入醫院，曾拜數位名醫為師，有湖北當陽縣的朱家楷，宜昌許三友，襄陽鐵路醫院的鄧鴻儒，襄陽中醫院的陳東陽和馬玉田。參加工作後，我堅持在工作第一線，數年沒有休過節假日，工作沒有黑夜與白天，玩命地工作，換來的是歷屆領導信任，患者喜歡。組織上曾派我到湖北洪湖中醫院學習治類風濕，赴山西省稷山縣楊文水處學習治療骨髓炎，在襄陽鐵路醫院學習治療白癜風，去北京參加「全國中草藥，新醫療法交流會」，使我增長了見識，

大開了眼界。

1971 年至 1973 年曾進修於武漢體育學院附屬醫院，成都體育學院附屬醫院，拜鄭懷賢教授為師，學習骨傷科。1980 年進修於遼寧中醫學院附屬醫院，拜王樂善、田淑琴為師，學習中醫外科、皮膚科共 1 年。20 世紀 80 年代初，我考入湖北中醫學院中醫系，經 4 年系統學習，以優異的成績完成學業。

20 世紀 70 年代初，因當時開展「一根針、一把草運動」，我多次進入武當山採挖中草藥，與在廟道醫朱誠德結緣，遂拜朱誠德為師，學習武當道教醫藥，這一拜，學習便是 40 年。

誰知我越學越覺得自己所知甚少，臨床窮技乏術常遇到疑難，得天時、地利之優勢，有困難即向恩師朱誠德求教，無數次地進入武當山，他每次總能為我釋疑解惑，用樸素的語言和形象的比喻，能使我通曉醫書之理，並語重心長地告訴我，在行醫的道路上要不斷地學習，學醫沒有終點站。

遵師訓，我發憤攻讀醫書，雖未懸樑刺股，但也是手不釋卷，讀《內經》忘了寒暑，背藥性午夜不眠。深山採藥，常拜師於道友，問方於民間，輒嘗盡人間辛勞與苦甜，我曾數次嘗毒，幾經風險，初衷不改，苦而無怨。經數十年努力，現在我稍有所學，也有了

一些臨床工作經驗。飲水思源，朱誠德恩師無私地傳授我道醫真學。

我第二任恩師李光富為我的工作亦給了很多方便。在他的安排下，我拜讀到《正統道藏》，並安排數位道友協助我採挖中草藥標本，收集醫藥文獻，為我撰寫此書作出了很大貢獻。受武當之恩惠比山還重，弘揚武當道教醫藥，義不容辭，我應勇挑重擔，可用什麼形式傳承，吾甚是為難。

武當道教醫藥文化深厚，源遠流長，發掘之、提高之，確為重要。但泥古不化，無以進步，執今斥古，難以繼承，以中拒外，有礙發展，化中為洋，有失根本。細思之，詳考之，本著博眾家之長，理當世菁英，與道教醫藥融會貫通，講究臨床實用，為人類健康做一份貢獻之初衷，我不顧年老多病，十年來上午接診病人，下午至午夜書寫書稿，從未間斷。雖然因用眼過度視力不斷減退，書寫時間太長，累得我頸僵背痛，手困腕酸。只覺得晝夜苦短，甚感艱辛，方信「文章千古事，甘苦寸心知」不是謬言。現書已完稿，我心中歡喜，不能忘我恩師朱誠德毫不保留地傳授道教醫術，亦不能忘武當山的道友，時常與我朝夕相伴，不能忘那些幫助過我，為我提供過資料，為我講述過武當道教醫藥人物或傳奇故事的均州城裡數位

知情老人，在此我再次謝過！

　　我還應感謝丹江口市的很多領導，對我研究武當道教醫藥給予的大力支持，感謝丹江口市第一醫院諸位領導，在我工作期間，為我研究武當道教醫藥營造了寬鬆的環境，並給予充分時間，更要感謝山西科學技術出版的領導和郝志崗編輯的大力支持，才使此書能順利地與讀者見面。書中不足，是作者水準有限，敬請諒解，並請提寶貴意見。

尚儒彪

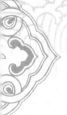

前　言

foreword

　　武當山，坐落於鄂西北丹江口市境內。其層巒疊嶂，雄奇峭拔，古樹參天，水草豐澤，風景秀麗，是名揚中外的道教聖地。

　　古往今來，武山上的有道之士和方圓八百里的武當山人，在這塊得天獨厚的道教樂土上，用自己的聰明才智和勤勞的汗水，不但創造了一個舉世無雙的武當仙境，供中外遊人觀光，更是因創造了武當山武術與武當養生而名揚天下。

　　在長期同病魔作抗爭中，還創建了武當道教醫藥，即「一爐丹、一雙手、一根針、一把草」的「四個一療法」。其中一法可以治療多種病，一種病亦可用多種法，它把預防、治療、康復視為一個整體，總結出了不少治療奇難雜病和健身益壽的成功經驗。

　　經歷代武當山道家、醫家及廣大群眾反覆臨床應用，不斷地完善提高，使之成為廣大人民群眾喜歡，並容易掌握，可操作性極強，藥到病除，手到痛止，具有地方特色的武當道教醫藥，同時也成為中華醫藥大家族中，能獨樹一幟，古老而又有創新的醫藥體系。

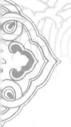

溯本求源，遠古時代的武當山人，為了獲取食物，尋求生存，在深山老林中要抵抗各種凶禽猛獸，在無數次的生死搏鬥中，積累了一些特殊動作，正是因為有了這些特殊動作，使人們在搏鬥中取得了勝利。人們為了熟練地掌握這些特殊的動作，就得不斷地練習，日久天長，特殊動作日益增多，練習方法日益成熟，多個動作連在一起經常練習，既增加了趣味性，也加強了實用性，這就是武當武術套路的前身。

由於爭奪食物與生存空間，古代人除了與野獸搏鬥外，人與人的爭鬥亦是時常發生，這就使人們更加重視搏鬥技巧，使原本作為防身和健身的特殊動作逐漸轉化為技擊功夫，從而形成了武術。

武術格鬥，艱苦的武術訓練，扭傷、跌傷、打傷、金創傷及內臟和經絡穴位傷日益增多，影響著群體戰鬥力，如何預防和治療這些損傷成為當時醫家、武術家十分關心的問題。

武術家和醫家們共同努力，用自己的身體做藥物試驗，歷經無數次的失敗，逐漸摸索出了一套武當道教醫藥傷科治療體系，成功應用於臨床上千年。這也是武當武術與醫學相結合的完美體驗。

本書既收集、整理了武當道教醫藥歷代先賢、大德們治療傷科病的成功經驗和現代醫藥先進方技，亦

有本人家傳及師授秘方，在治療各種關節脫位、各種骨折、各種急慢性頸肩腰腿痛、燙傷、凍傷、各種動物咬傷、各種內臟傷、穴位經絡傷均有獨特效果。

儘管我在挖掘、整理、研究武當道教醫藥方面做著不懈的努力，限於本人水準不高、精力有限，對本學科的整理掛一漏萬，很不全面，書中定有很多錯誤之處，請同道高人、世間賢達不吝指點。

尚儒彪

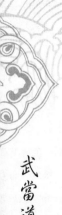

武當道醫 **傷科臨證**靈方妙法

目　錄

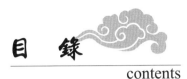

contents

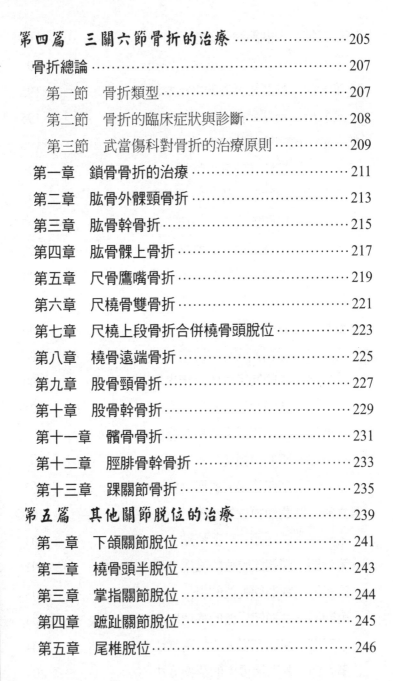

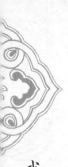

武當道醫

傷科臨證靈方妙法

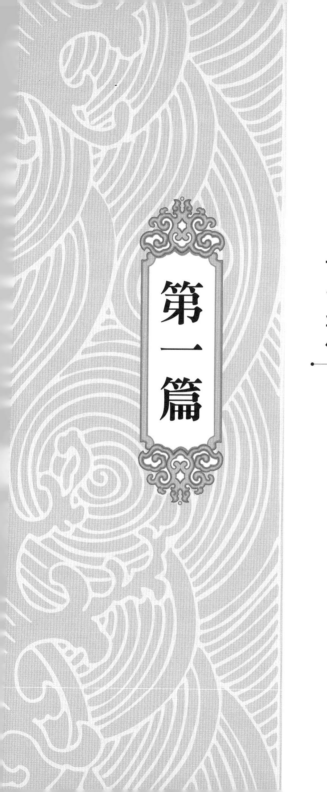

第一篇

武當傷
科基礎

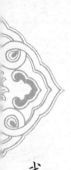

第一章
天人合一的整體觀

　　武當道教醫藥的特點就是：「整體觀念，辨證施治」。武當傷科更是推崇「天人相應」觀點，認為人與天地的同一性，在於元氣。天氣貫於人，人氣通於天，皆借此元氣而貫通。人與萬物雖然各有自己的特殊運動形式，但其最基本的運動形式都是「升降出入」，而且是在同一大氣中進行著這種升降出入運動。因此，人與天地間息息相關，聯繫甚密。

✳ 第一節　人體與天地、萬物

　　人、天地、萬物都是大自然的一部分，都按著自身的規律運動著。它們相互依存、相互制約，從而呈現出和諧自然之態。人為萬物之靈，能夠主動地利用自然條件為自身服務，因而成為天地之主宰。人體還能正確地適應外界的變化以維持自己的生命運動的平衡，同時及時地攝取外物，維持自身的機體新陳代謝。人類吸收了自然界的各種訊息，完善了自身，便提高了適應力。因此在人類個體中，往往有與自然界相對應的部分或機能。

　　董仲舒在《春秋繁露・人副天數》中說：「人有三百六十節，偶天之數也，形體骨肉，偶地之數也；上有耳目聰明，日月之象也；體有空竅理脈，川谷之象也；心有哀

樂喜怒，神氣之類也。觀人之體，一向高物之甚而類於天也。」

《靈樞・邪客篇》中也作了進一步的描述：「黃帝問於伯高曰：願聞人之肢節，以應天地奈何？伯高曰：天圓地方，人頭圓足方以應之；天有日月，人有兩目；地有九州，人有九竅；天有風雨，人有喜怒；天有雷電，人有聲音；天有四時，人有四肢；天有五音，人有五臟；天有六律，人有六腑；天有冬夏，人有寒熱；天有十日，人有手十指；辰有十二，人有手足十指趾與莖、垂以應之；女子不足二節，以抱人形；天有陰陽，人有夫妻；歲有三百六十五日，人有三百六十五穴；地有高山，人有戶膝；地有深谷，人有腋窩；地有十二經水，人有十二經脈；地有泉脈，人有衛氣；地有草木，人有毫毛；天有晝夜，人有起臥；天有列星，人有牙齒；地有小山，人有小節；地有山石，人有高骨；地有林木，人有募筋；地有聚邑，人有肌肉；歲有十二月，人有十二節；地有四時不生草，人有無子。此人與天地相應者也。」

這些有關天人相應的論述，固然難免帶有主觀臆斷、牽強附會成分，但其指導思想，則是想從人體中尋找與大自然相關的訊息。這種理論滲透入很多學科，特別是在武當道教醫藥與氣功學中，並有效地指導其實踐。

※ 第二節　人體整體觀

古人認為，人體雖有上、下、左、右、內、外、前、後之分，但人皆由元氣構成，而且相互關聯而成為一個整

體，即所謂「人體整體觀」。如臟與臟之間的相生相剋關係，臟與腑之間的陰陽表裏的絡屬關係，以及五臟與人體各部 的有機聯繫等。

　　武當道教醫藥根據《黃帝內經》而簡化的《五臟旁通表》所列內容均從人體內外局部，對人體整體產生影響，特別是人體五臟與之有著密切關係，特輯錄於此，以作參考。

表 1-1-1　五臟旁通表

五臟：	肝	心	脾	肺	腎	
六腑：	膽	心包	小腸	胃	大腸	膀胱
五體：	筋	脈	肉	皮	骨	
五志：	怒	喜	思	憂	恐	
五神：	魂	神	意	魄	志	
五竅：	目	舌	口	鼻	耳	
五音：	角	徵	宮	商	羽	
五主：	色	臭	味	聲	液	
五色：	青	赤	黃	白	黑	
五臭：	臊（羶）	焦	香	腥	腐	
五味：	酸	苦	甘	辛	鹹	
五液：	淚	汗	涎	涕	唾	
五榮：	爪	面色	唇	毛	髮	
五聲：	呼	笑	歌	哭	呻	
五行：	木	火	土	金	水	
五方：	東	南	中	西	北	
五穀：	麻	麥	稷	稻	豆	
五菜：	韭	薤	葵	蔥	藿	
五果：	李	杏	棗	桃	栗	
五畜：	雞	羊	牛	犬	豬	
五時：	春	夏	長夏	秋	冬	

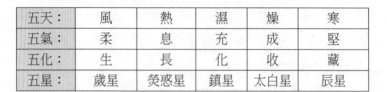

五天：	風	熱	濕	燥	寒
五氣：	柔	息	充	成	堅
五化：	生	長	化	收	藏
五星：	歲星	熒惑星	鎮星	太白星	辰星

　　武當道教醫藥家，武術家張三豐在《安樂延年法》中說：「道生萬物，天地乃物之大者，人為物中靈者，人同天地，以心比天，以腎比地，肝為陽位，肺為陰位……」武當道教醫藥還認為，組成人體的各部分都可以反映出整體生命的運動狀況，比如：獨取寸口的脈象，能對診斷全身疾病可提供出較為可靠的資料，在臨床觀察舌診，亦是以局部而測全身重要方法，這些也是人體整體觀念及天人合一的又一表現。

　　由於人體是由元氣貫通周身而得以維護生命活動的，因此在一定程度上，全身的健康情況還與本人的出生的時間有很大關係。

　　筆者經過數十年研究，並參考其他有關資料，編製出一個「人體健康自測表」，經 30 年數千人次遊戲性檢測，準確率在 95%以上，現在將此表介紹給讀者，供愛好者自娛，見表 1-1-2。

　　編製此表時，為了能與現代身分證相符，把農曆換算為公曆，因此此表以公曆為準。

　　表裏面所說的身體薄弱區，即是相對易患病和受傷的部位，有些人即使當時對照時沒病，也應該多注意你薄弱區的小傷小病。薄弱區裡即是小傷小病，也應該高度注意。

表 1-1-2　人體健康自測表

	3月21至4月21	4月21至5月21	5月21至6月21	6月21至7月23	7月23至8月23	8月23至9月23	9月23至10月23	10月23至11月23	11月23至12月23	12月23至1月21	1月21至2月21	2月21至3月21
出生日期	3月21至4月21	4月21至5月21	5月21至6月21	6月21至7月23	7月23至8月23	8月23至9月23	9月23至10月23	10月23至11月23	11月23至12月23	12月23至1月21	1月21至2月21	2月21至3月21
節氣	春分、穀雨	穀雨、小滿	小滿、夏至	夏至、大暑	大暑、立秋	立秋、秋分	秋分、霜降	霜降、小雪	小雪、冬至	冬至、大寒	大寒、雨水	雨水、春分
身體薄弱區	頭面	鼻喉、耳頸	肺、手掌、手臂、肩膀	胸部、肝消化系統	心臟、背部	腸道、腹部	腎、腰部	肌肉、性器官膀胱	神經、臀部	膝、小腿	踝、足	足、腳趾

　　如十年前有人，年齡 40 歲，剛做完體檢，身體健康，可是從表上看，他的肝區是薄弱區，他當然不會重視這個訊息，可一年後他患上 B 肝，去年因 B 肝轉為肝癌而去世，中間相隔僅 3 年。當然這個例子很典型，可是他當年提前要是提高警惕，不染 B 肝，也可能不會走這麼快。說這話的意思是此表不是百分之百的準確，可它作為你身體健康的一個警示牌，應該重視。

　　從表中可以看到，從 12 月 23 日到 3 月 21 日這段時間出生的人，膝蓋以下是此人身體的薄弱區，這個時間出生的人，易患膝部關節炎、小腿周圍血管病、踝關節易扭

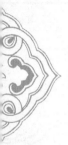

傷、足癬、胼胝等。

3月21日到5月21日這段時間出生的人，頭、鼻、喉、耳、頸是此人身體薄弱區，易患腦血管病，鬚髮病，五官科疾病及頸椎病引起的頭痛頭暈。

5月21日到6月21日這段時間出生的人，肺、手掌、手臂、肩膀、乳房、肝、膽、胃是此人身體的薄弱區，易患咳嗽、氣管炎、手癬、手臂疼痛、麻木、肩周炎、乳房部病變、肝膽胃的病變，應多加防範。

6月21日到8月23日這段時間出生的人，心臟、背部、消化系統是此人身體的薄弱區，這些人易患心血管病，胃、腸病，背部筋膜炎，頸、背部易生大瘡，要多加小心這個部位。

8月23日到12月23日這段時間出生的人，腸道、腹部是此人身體的薄弱區，這些人易患急、慢性腸炎，腹內的男女生殖系統如腎、膀胱、前列腺、輸精管、尿道、子宮、附件等患相應的病變，這些人還易患精神病、失眠、焦慮症等，還易患外陰部、肛門部病變、臀部軟組織病變、坐骨神經炎、股骨頭壞死等，應及時防治。

另外，人體全身的經絡穴位對診斷和治療均有非常重要指導性和使用性。

人體的每一個局部都含有全身重要訊息，如全身及四肢（如圖1-1-1）各個反應點對於診斷和全身性疾病的治療均可以起到很好的效果。

近些年發展起來的面針（如圖1-1-2）、手針（如圖1-1-3）、脊針（如圖1-1-4）、足針（如圖1-1-5）、第二掌

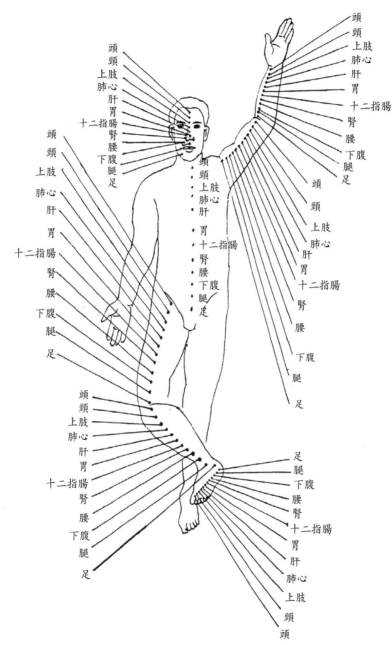

頭
頸
上肢
肺心
肝胃
十二指腸
腎
腰
下腹
腿
足

頭
頸
上肢
肺心
肝胃
十二指腸
腎腰
下腹腿足

頭
頸
上肢
肺心
肝
胃
十二指腸
腎
腰
下腹
腿
足

頭
頸
上肢
肺心
肝
胃
十二指腸
腎
腰
下腹
腿
足

頭
頸
上肢
肺心
肝胃
十二指腸
腎
腰
下腹
腿
足

頭
頸
上肢
肺心
肝胃
十二指腸
腎
腰
下腹
腿
足

足
腿
下腹
腰腎
十二指腸
胃
肝
肺心
上肢
頸
頭

圖 1-1-1　人體全身及四肢反應點

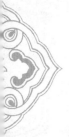
骨針（如圖 1-1-6），還有鼻針、眼針、舌針、頭針、人中針、手腕、踝關節針等，這些局部針刺穴位治療方法，也是根據天人合一、整體觀念理論而研究出來的效果可靠，且使用安全的獨特療法。

正如《靈樞・背俞》篇曰：「欲得而驗之，按其處，應其中而痛解，乃其俞也。」在診斷方面，《素問・經絡論》中說：「心赤、肺白、肝青、脾黃、腎黑，皆亦應其經脈之色也。」

醫者可以根據面部望診，瞭解病人的病痛所在，《靈樞・五色篇》載有：「庭也，首面也，闕上者，咽喉也，闕中者，肺也，下極者，心也，直下者，肝左者，膽也，下者，脾也，面王以下者，膀胱之處也。」

從以上這些資料即能證明人的全身每個部位都能與全身形成一個整體，也更能證明武當道教醫藥天人合一、整體觀念是非常正確的，正因為有了這些正確的理論基礎，給臨床各科的診斷與治療帶來了極大的方便。

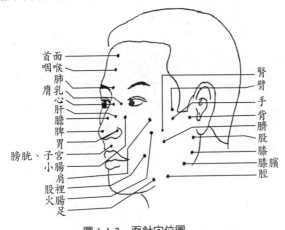

圖 1-1-2　面針穴位圖

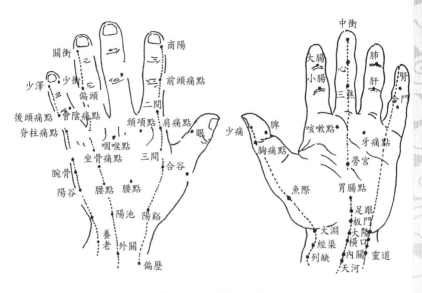

圖 1-1-3　手針穴位圖

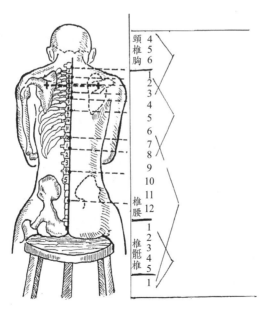

圖 1-1-4　脊針穴位圖

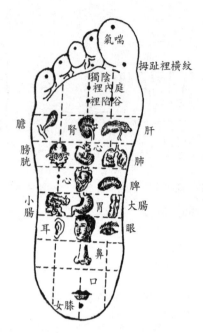

氣喘

拇趾裡橫紋

獨陰
裡內庭
裡陷谷

膽　　　　　腎　　　　　　　肝

　膀　　　　　　　　　　　肺
　胱　　　　　　　　　　　脾

　　心　　　　　　　　　大腸

小腸　　　　　　　胃　　　眼

　　耳　　　　　　　　　鼻

　　　　　　　　　口

女膝

圖 1-1-5　足針穴位圖

武當道醫
傷科臨證靈方妙法

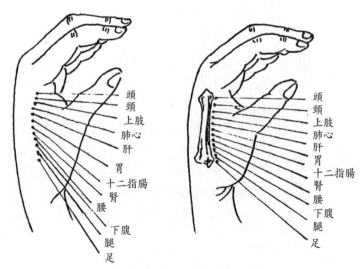

頭頸
上肢
肺心
肝
胃
十二指腸
腎
腰
下腹
腿
足

頭頸
上肢
肺心
肝胃
十二指腸
腎
腰
下腹
腿
足

圖 1-1-6　第二掌骨針

第二章

武當傷科概述

　　傷科諸方技，從古為技擊家所秘，蓋世真傳者甚少，然冰淵之災，人所有之，一遭不虞，而治之不得其法，或命懸呼吸，或遺留痼疾。

　　自古有武術「南宗武當、北宗少林」之說，武當道教崇尚武學之風久矣，「武當內家拳」名揚海內外，為古今養生家、武術家所敬仰。武當道徒們晨夕苦練武當拳，拳械傷者時而有之，武當道教經歷數十代道醫們不懈努力，整理出了一套武當道教醫藥傷科治療的成功經驗，有如下七大特點。

一、縱觀整體，準確診斷

　　武當傷科受其道教「天人相應」整體觀念影響，在傷科診斷中，雖然有很多局部診斷良法，但它仍非常注重全身情況：對傷者首先要作全身檢查，包括精神、神志、面色、營養、體型、步態、脈搏、呼吸，頭、胸、腹、背，局部色、形、壓痛等。在排除頭、胸、腹、背及內臟傷、內出血後，方可檢查受傷局部傷口的大小、深淺，骨折是開放還是閉合，骨折屬哪一形狀。關節脫位，離位的遠近，都要作些準確診斷。

二、手法柔和，固定合理

　　武當傷科，在正復脫位與骨折時要求手法柔和，傷員

在無痛、無知覺的情況下，達到正復目的。所謂「手法隨心用，力隨呼吸出，治骨不傷肉，手似未觸膚」，骨折、關節脫位即復位矣。復位成功後，固定也是治療一大關鍵。

固定是手法治療的繼續，固定要求在脫位、骨折手法復位完成後，經手摸或 X 光複查證實，手法復位達到治療標準後，方可施行固定。

固定時要求傷肢處於正常解剖正位，撥正肌肉，理順經絡，敷上藥膏，才開始固定。固定器具，根據傷情靈活多變，該長則長，該短則短，該窄則窄，該寬則寬。達到固定後，折傷處「勿令有轉動」有利於骨折癒合，關節處「令其伸屈自然」有利於功能的恢復，防止關節強硬，功能障礙。固定紮帶鬆緊要適度，注意固定後傷肢的血液循環，若發現傷肢青紫、發涼，要及時調整固定器具。

定時拆開固定器具，察看局部皮膚是否青紫或者潰爛，若有，要對症處理後，用溫度合適的藥水，洗淨傷處舊藥，換新藥，再重新固定。

拆開固定，沒有特殊情況不能過於頻繁，冬季 3～5 天一次，夏季 1～3 天一次，但不管是拆開固定，還是換藥洗滌，千萬不能驚動折傷處，固定結束後，要求傷處輕微痛或無痛感，傷肢擺放自然，有利於氣血運行，有利於折傷處癒合。

三、對症用藥，內外相兼

武當傷科認為「氣血不虧筋骨健，內丹不足身體弱」。所以在治損傷整個過程中，特別注意內外兼治：平

素元氣不足者，補其元氣；有氣滯血瘀者，則活血化瘀；腫痛較重者，則消腫止痛；尿及糞便排瀉不暢者，則排其二便。局部用藥，開始消腫止痛，中期活血化瘀，後期強筋壯骨，並著重接骨續筋。

四、動靜結合，練功適度

武當傷科認為，治療損傷在折傷處固定牢固後，則要做功能鍛鍊，這有利於骨折癒合。

受傷後，道醫們根據受傷部位和傷情的輕重、受傷時間的長短，制定各種適宜的功能鍛鍊。要求傷者認真練習，達到早日康復，不留後遺症。

五、治療燒傷，方秘效宏

治療燒傷、燙傷、化學品灼傷，更是武當傷科的一大亮點。經歷數千年親身經歷，歷代道人不斷挖掘、整理、完善，終於探索出一套液體外敷或浸泡，藥膏外塗配少量藥粉外撒的濕性療法。能快速止痛，並能快速癒合，為數以萬計的傷者免去了植皮、截肢痛苦。

經臨床近 50 年使用，觀察數千例患者，對 1～3 度燒傷、燒傷最大面積高達 30%，經上述方法治療，均可在 7～25 天痊癒。有很多是陳舊燒傷，創面有嚴重感染者。除個別是嚴重瘢痕體質的患者，留下有癒痕，其中有 90% 的患者癒後皮膚光潔如初。

六、軟傷診療，方法正宗

武當傷科治療的軟傷是骨傷，有關的纖維組織包括脂肪、筋膜、肌肉、肌腱、腱鞘、韌帶、滑膜及滑囊，但不包括皮膚、淋巴管、神經與血管組織。這些軟組織在急性

損傷或慢性勞損發生病變，主要表現局部疼痛功能障礙。臨床上不能只憑先進醫療設備檢查，主要根據病史及體格檢查作出診斷。

武當傷科依據人體三關六節的肌肉依附關係，結合經絡學說，更有經歷數千年來，歷代道醫摸索出的損傷的診法，在不同軟傷診斷中可在一個特定點，探出 只有火柴頭大的敏感點，這也是這個傷的病根。並在這個點做針刺、點穴、火罐、敷藥、膏藥及氣功發功等方法治療，對頸、肩、腰、腿及其他軟傷，均可取得理想效果。

七、各種咬傷，分治甚嚴

在治療各種動物咬傷方面，武當傷科總結出一套分別診治的方法。這些方法多均是就地取材、藥方多有效奇、價廉的有效良法。

道醫們用這些方法，數千年來不知救活多少被各種動物咬傷的人。無數次的救治成功，證實了武當傷科治療各種動物咬傷的數十種方藥確實療效可靠。

第三章

人體骨骼

成年人的骨骼由 206 塊骨頭組成，構成人體的支架（圖 1-3-1）。根據骨骼在人體的部位不同，可分為：頭顱骨 29 塊、軀幹骨 51 塊、上肢骨 64 塊、下肢骨 62 塊。每一塊骨都有一定的形態與名稱。

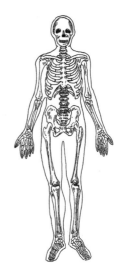

圖 1-3-1　人體骨骼

一、頭顱骨

大部分為扁平骨，它分為腦顱骨 8 塊、面顱骨 15 塊、聽骨 6 塊，除下頜骨能活動外，其他諸骨皆由不動關節連接，構成密閉的顱腔，主要保護腦、眼和耳。

二、軀幹骨

脊柱位於背部正中，是人體的主要支柱，它由頸椎 7 塊、胸椎 12 塊、腰椎 5 塊、骶骨 1 塊及尾骨 1 塊組成。胸骨位於胸部前壁中央，下端向腹壁突出稱劍突。胸椎與胸骨由 12 對肋骨共同成為一個類似籠子樣的構形，叫胸廓，保護胸內心、肺、大血管和其他臟器，並對呼吸運動有重要作用。相鄰的一肋骨間的窄縫，稱為肋間隙。肋骨內面近下緣有肋溝，內有肋間血管、神經行於此。

三、上肢骨

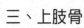

每側各 32 塊，
分為肩胛骨、鎖骨、
肱骨、橈骨、尺骨和
手骨（圖 1-3-2）。

肩胛骨位於背部
上外側，呈三角形，
當臂下垂時，內側角
對第二肋骨，下角對
第七肋骨。鎖骨位於
胸前兩側上部，其內
側端粗大與胸骨相

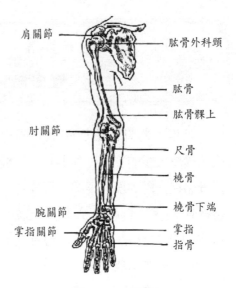

肩關節　　　　　　　　　肱骨外科頸

　　　　　　　　　　　　肱骨

　　　　　　　　　　　　肱骨髁上

肘關節

　　　　　　　　　　　　尺骨

　　　　　　　　　　　　橈骨

　　　　　　　　　　　　橈骨下端

腕關節
掌指關節　　　　　　　　掌指
　　　　　　　　　　　　指骨

圖 1-3-2　上肢骨

連，外側端扁平與肩胛的肩峰相連。肱骨位於上臂，上端
膨大稱為肱骨頭，頭下稍細稱肱骨頸，中間為肱骨幹，下
端前後較扁，末端有兩個關節面。尺橈位於前臂，橈骨在
外側，上端小、下端大。尺骨在內側，上端大，有一鷹
嘴，下端小。手骨位於手部，包括腕骨 8 塊，分為兩列。
掌骨 5塊，是小型長骨。指骨共 14 塊，除拇指二節外，
其餘各指均為三節。

上肢的主要關節：

肩關節：由肩胛骨與肱骨上端構成，是整個上肢運動
的軸心。

肘關節：由肱骨下端與尺橈上端構成。

腕關節：橈骨下端與近側列腕骨構成。

掌指關節：各節指骨間構成。

四、下肢骨

每側各有 31 塊，分為
髖骨、股骨、髕骨、脛骨、
腓骨、足骨。股骨位於大腿
部（圖 1-3-3），上端為股骨
頭，頭下稍細為頸，與肌骨
幹成角，較易骨折。髕骨位
於膝關節前面，呈三角形，
前面粗糙，後面光滑。脛、
腓骨位於小腿部，脛骨在內
側、下端略膨大，內側向下
突起為內踝。上端平台構成
膝關節面。腓骨在外側，下
端膨大稱外踝。足骨位於足部，包括跗骨 7 塊，蹠骨 5
塊，趾骨 14 塊。

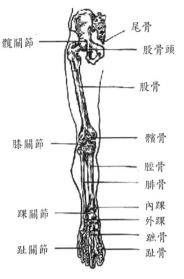

圖 1-3-3　下肢骨

下肢的主要關節：

髖關節：由股骨頭與髖臼構成。

膝關節：由股骨下端與脛骨和腓骨上端和髕骨相接而
構成。

踝關節：由脛腓骨下端共同與跗骨構成。

第二篇　武當傷科基礎

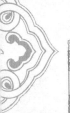

第四章
武當道教醫藥經絡學說

　　經絡學說是武當道教醫藥中重要的理論基礎之一，它和陰陽、五行、營衛、氣血以及臟腑等等共同構成了一個完整的理論體系。

　　凡是研究武當道教醫藥的人，對這一門學說都必須認真深入地學習，才能在臨床上對生理、病理有一個正確的認識，診斷、治療才能深中肯綮。在《靈樞經・脈篇》裡說：「經脈者，所以能決死生，處百病，調虛實，不可不知。」根據經脈，能夠診斷疾病，預測疾病的好壞，處理許許多多疾病，調整疾病的偏虛和偏實，因此，對於這種學說，就必須要有深入的瞭解。

　　武當道教醫藥歷代醫家在他們的著作中，都非常強調經絡的重要性。因為它對於各種臨床實踐，有重大的指導作用。自從人們創造了「經絡測定儀」，測知人體確有經絡的存在以後，更有力地證明了經絡本身的科學價值是非常巨大的。

一、經絡的意義和內容

　　「經」有「徑」的意思，如通達各處的路徑；「絡」有「網」的意思，如錯綜連綴的網絲。

　　徑是直行的幹線，絡是橫出的旁枝，它們互相貫串在人體的上下、左右、前後、內外，從而或深或淺地把五

臟、六腑、頭面、軀幹、四肢……都聯繫起來，成為了一個有機的整體，來進行一切正常的協調的活動，完成各種複雜的內在功能。

「經絡」是包括十二經脈、奇經八脈、十二經別、十二經筋、十五絡以及很多的絡脈和孫絡的總稱。在它們中間，十二經脈是構成整體循環的主體，奇經八脈有調節十二經脈的作用，所以在經絡學說中以這兩種為最重要。現在先把前面所說的經別、經筋以及十五絡等問題簡單說明一下，然後再重點來討論十二經脈和奇經八脈。

十二經別是由十二經脈分出後別行的一部分，它的循行路線和分佈部位，比一般的經脈來得深長，所以和經脈不同。它的名稱和十二正經相同（只在每一經名後，多一別字，如手太陽經別），所以稱為「別行的正經」，而簡稱為「經別」。它的特點：

①在相互表裏而配偶的陰經和陽經之間，起一種往來聯絡作用，作為中途聯繫的通路。

②循行部位多在肘膝以上、臟腑、軀幹以及頭項。經別循行到頭項以後，三陰經別與三陽經別相合，都走入陽經的原路，上行頭面。

③經別發生的病候包括在十二經之中。

十二經筋是十二經脈與經別以外的又一部分，因為它的循行部位和病候等都偏重在筋肉方面，所以稱「經筋」。它的特點：

①循行部位都起於四肢，終於頭身，但多在體表，而不連屬內臟。有些部位並不是經脈，經別所能到達的部

位。

②經筋之中，足三陰經筋循行到少腹部相互結合；足三陽經筋循行到面部相互結合；手三陰經筋循行到胸部相互結合；手三陽經筋循行到頭角部相互結合。

十五絡是從十二經脈和奇經八脈中的任、督各有一道絡脈外，又加上一道「脾之大絡」，就共成為十五絡。它的名稱是根據本身起點的腧穴名稱而定的。

肺—列缺（在大拇指側，腕上1吋5分處）；心—通里（在掌橫紋後1吋5分，前臂內下側處）；心包—內關（在手腕內側正中，直上2吋處）；大腸—偏歷（在手腕上3吋，前臂外上側處）；小腸—支正（在腕橫紋後5吋，前臂外下側處）；三焦—外關（在手腕外側正中，直上2吋外）；脾—公孫（大足大指內側，相當足尖和足跟二分之一處）；腎—大鐘（在足內踝後大筋之間）；肝—蠡溝（在足內踝上5吋處）；胃—豐隆（在足外踝上8吋處）；膀胱—飛揚（在外踝上7吋處）；膽—光明（在足外踝上5吋處）；任脈—尾翳即鳩尾穴（在臍上7吋處）；督脈—長強（在尾骨下5分，接近肛門處）；脾之大絡—大包（在腋窩下，脅中部處）。

【註】：以上十五絡名稱後面的括號裡所注的部位，都是指絡穴的部位。

十五絡的特點：

①除任脈的尾翳絡，督脈的長強絡，脾經的大絡（大包），在軀幹部分循行外，其他十二絡，都在手腕部和足踝部順著本經經脈的方向循行，把相互表裏的陰經和陽經

溝通起來，加強體外聯繫。十五絡的病變症狀，多表現在四肢體表。

②由於十五絡的絡穴都聯絡在經脈的通路上，所以絡的病變也可包括在經脈病變之內。

絡脈和孫絡：經絡中有經脈、絡脈、孫絡（也稱孫脈）的不同，經脈比較長大；從經脈分出來的叫絡脈，它比經脈較細；從絡脈再分出的叫孫絡，它比絡脈更細。絡脈遍佈全身，孫絡浮行體表，共同聯繫於經脈之間。

二、經脈的命名和分佈概況

（一）十二經脈

在經脈的範圍之內，計分「十二經脈」和「奇經八脈」兩類。十二經在肝、心、脾、肺、腎，加上心包絡（六臟），和膽、胃、大腸、小腸、膀胱、三焦（六腑）的領導之下，各自建立了一經。由於這十二經脈與二十內臟有直接聯屬的關係，同時陰經與陽經之間又有一定的配偶，在整個經絡的體系中占著絕對主要的位置，因此又稱做「正經」。

這十二條正經，六條是分佈在上肢和軀幹的，還有六條是分佈在下肢和軀幹的，陽經和一部分陰經都上達頭部。分佈在上肢的為手六經，分佈在下肢的為足六經。又由於人們在上肢和下肢都有內側和外側二邊，而分佈在內側的是屬陰，分佈在外側的是屬陽。

於是把手六經中有三條分佈在上肢內側一邊的叫手三陰經，另三條分佈上肢外側一邊的叫手三陽經；同樣在下肢內側的三條叫足三陰經，外側的三條叫足三陽經。所以

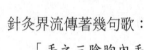

針灸界流傳著幾句歌：

「手之三陰胸內手，手之三陽手外頭；足之三陰足內腹，足之三陽頭外足」。

這就是幫助我們記憶手足三陰三陽經大體分佈情況的歌訣。同時，古人把「陰陽」這一機動代名詞，運用於說明某種事物的複雜情況時，常常把它各分三個階段，就是把陰分為少陰（陰氣初生）、太陰（陰氣大盛）、厥陰（太、少兩陰交盡），把陽分為少陽（陽氣初生）、太陽（陽氣大盛）、陽明（陽氣盛極）。手足各六經根據不同的情況把陰陽的三個階段來適當分配，於是十二經就有了十二種不同的名稱。

另一方面，上面已提過，十二經與十二臟腑是有直接聯屬的，再在手足三陰三陽的十二經上把所聯屬的臟腑名稱加上去，那就成為如下頁表所列的十二經脈名稱：

十二經脈在分佈及走向方面，都有它一定的部位。三陽經中的太陽多分佈在人體背面，陽明多分佈在人體腹面，少陽多分佈在人體兩側，三陰經中的太陰在前、少陰在後、厥陰居中。

它們的走向是：手三陰經從胸走向手部內側，手三陽經從手指端經上肢外側走向頭部；足三陽經從頭經過軀幹，由下肢外側走向足趾，足三陰經從足趾下肢內側走向腹胸部。

十二經還有陰陽、表裏配偶的關係，在生理和病理上，能相互關聯，相互影響，臨床實踐上要特別重視。

```
                        ┌ 手太陰肺經
                 手三陰 ┤ 手厥陰心包經
                        └ 手少陰心經

                        ┌ 手陽明大腸經
                 手三陽 ┤ 手少陽三焦經
                        └ 手太陽小腸經
十二經脈 ┤
                        ┌ 足太陰脾經
                 足三陰 ┤ 足厥陰肝經
                        └ 足少陰腎經

                        ┌ 足陽明胃經
                 足三陽 ┤ 足少陽膽經
                        └ 足太陽膀胱經
```

　　例如：肺與大腸表裏，如肺有病可引起病人患大便秘結不通，用通便藥無效，但用開提肺氣的藥，大便就通了，這就是從經絡學說的表裏關係上來著眼的。當然，不是說所有的便秘病，都適合用這一方法去治，這裡不過舉例說明表裏之間的關係罷了。

表 1-4-1　十二經陰陽表裏配合臟

陽經（表）	經名	手陽明	足太陽	足少陽	手太陽	足陽明	手少陽
	腑名	大腸	膀胱	膽	小腸	胃	三焦
陰經（裏）	經名	手太陰	足少陰	足厥陰	手少陰	足太陰	手厥陰
	臟名	肺	腎	肝	心	脾	心包

（二）奇經八脈

奇經八脈的名稱是：督脈、任脈、衝脈、帶脈、陽蹺、陰蹺、陽維、陰維。這八條脈的特點是：

①既不與臟腑直接聯屬，也沒有陰陽的配偶，所以叫做奇經。

②八脈當中，只有督、任兩脈有它自己的腧穴，其餘六脈就沒有專穴，而它們的腧穴，都寄附在正經上。

③八脈的命名，是根據它們的作用和分佈的部位而定的。

督脈的督字可作「中」字解釋，因為它們的作用和分佈於背部中央；也有作為部督（總管）的意思解釋，因為它能領導全身所有陽經，所以叫做督脈。

任脈的任字，有擔任的意思，是說它能夠擔任一身的陰經，也有說任字含有「妊娠」的意思，因為這條經脈和女子妊娠有關，所以叫做任脈。

衝脈的衝字，含有衝要的意思。這條經脈是二十經之海，它循行在體表部分，是靠近臍的兩旁直衝向上，所以叫做衝脈，帶脈的循行，在季脅下繞身一週，如同束腰帶一樣，所以叫帶脈。

蹺脈的蹺字，含有足跟輕健矯捷的意思。陰蹺脈起於足跟內側，陽蹺脈起於足跟外側，能使人行動矯捷，所以叫做蹺脈。

維脈的維字，含有維繫的意思。陰維脈能維繫人體所有陰經，陽維脈能維繫人體所有陽經，所以叫做維脈。

奇經八脈雖和十二正經有些分別，但在很多方面，也

可補充正經的不足。特別是衝、任、督、帶四條脈，在八脈當中更是重要。督、任兩脈，不但它具有專穴，並且有統轄陰陽十二經脈的作用，所謂「督脈督一身之陽」「任脈任一身之陰」，因而古人把這兩條脈與十二經相提並論，發展成為十四經的體系。

八脈當中的衝脈，與足少陰經相併經過臍的兩旁向上行，督脈循行在背部正中，任脈循行在胸腹部正中，它們行走的路線雖然不同，但都起於女子胞中（子宮）或男子的下焦，經過會陰（穴名，在前後陰之間）以後，分別循行。任、督兩條脈分別從腹部和背部正中上行，任脈行走到承漿（穴名，下唇正中唇下溝正中央），督脈行走到齦交穴（穴名，在上唇內齒齦中間）以後，兩脈成為陰陽相對的關係。帶脈好像束腰帶一樣循行環繞腰部，有約束足三陰經、足三陽經、衝脈及任、督二脈的作用，所以這四條脈在八脈當中，很為重要。

三、經絡的功能與作用

人體各部的器官和組織，都有許許多多的經絡密佈著，作為運行氣血經過聯絡的通路，藉以保衛和營養全身，維持生命，它們有一定的系統，前面已經談過。現在把經絡的功能和作用，扼要地分以下幾個方面來說明：

（一）生理方面

氣血是人體最重要的物質，但必須靠經絡來運轉，周流不息，才能達到抵禦病邪，保衛健康的目的。十二經脈在以各個臟腑為首的系統下，把人體的臟腑和在外組織、四肢、百節……都聯繫起來，以進行整體的循環，發揮它

固有的作用。一般說來,「營」「衛」的功能活動,是與經絡分不開的。

衛氣散佈在經脈之外,屬陽;營氣運行在經脈之內,屬陰。而營氣在經脈中的循行次序,是先從中焦開始—肺—手太陰經—手陽明經—足陽明經—足太陰經—手少陰經—手太陽經—足太陽經—足少陰經—手厥陰經—手少陽經—足少陽經—足厥陰經,最後仍循行到肺,由肺脈頭部的一段循行到任脈—督脈—任脈,又再行到肺經,依次循行下去,時刻不停地流動著,形成了十四經的循環體系。

(二)病理方面

經絡的功能在正常時,能夠抵禦外邪,保衛身體。假如這種功能失常時,外來的病邪,就能透過經絡的傳遞,由表入裏,由上傳下。另一方面,臟腑有疾病,也能在它所屬經絡的通路,把各種病狀,反映到體表來。

這些情況,在《靈樞》「邪客篇」及「邪氣藏府病形」篇裡,也都有具體的記載。總的來說,無論致病的原因是屬內或是屬外,病情是屬虛還是屬實,經絡都可以反映出各種不同的系統病候。我們只要能從多方面探索觀察,對於臨床實踐,是有極大意義的。

(三)診斷方面

人生了病,身體上的某些部位必然要感到不舒服,這就是症狀。根據症狀發生部位,結合經絡循行的路線來研究分析,就可以知道是某一條經或幾條經的疾病。

例如:頭痛症,有前後或兩側的不同,痛在前,屬於陽明經;痛在後,屬於太陽經;痛在兩側,屬於少陽經。

在治療上就必須根據部位，採用不同的治療方法。又如婦女乳部疾患，乳頭屬於肝經，乳房屬於胃經，因而臨床上對這一疾病，常常是肝胃兩經同治。

總之，經絡在診斷上，對於推求疾病的原因，明確疾病的性質，觀察疾病的部位，是有著重要意義的。

（四）治療方面

經絡學說對於疾病的治療，起著重要的指導作用。自古迄今，數千年來，無論是用藥物內治，或是用針灸外治，在處方選穴上，沒有不是把經絡作為根據的。

先就藥物內治來說：藥物的種類很多，治病時立方選藥，必須在診斷時先要明確病屬哪一經，然後依照古人所定藥物歸經的法則來選用藥物才行。否則應該用麻黃治療的太陽經表證，卻錯誤地用了少陽經的柴胡去治療，這樣不但不能得到很好的效果，甚至還可以招致不良後果。

再就針灸方面來說，針灸的治病，是透過人體各部的腧穴，來調整各種病理變化的。但腧穴本身，是一經或數經的經氣輸注聚會之處，假如不明經絡循行的部位，就不能正確取穴施治，縱然繁針亂刺，也不能收效。

古人為了強調經絡指導臨床，特別是指導針灸治療的重要，曾提出針灸「寧失其穴，毋失其經」的說法，意思就是，寧可個別穴道取不準，不可弄錯經脈路經。這是值得我們重視的。

四、十二經脈的循行與病候

十二經脈是經絡學說的主要部分，在《靈樞·經脈篇》，對於它的循行路線以及所發生的種種病候，記載得

非常完整，是後世研究經絡學說的主要資料。但是辭義比較深奧，現在為了便於理解，特分別作如下的幾點說明：

①經脈篇在記述經脈循行的起、止、下、出、入時，用字都有一定。這在《十四經發揮》裡曾有論及：凡經脈的開始叫「起」，和本臟腑相連的叫「屬」，相表裏關聯的臟腑叫「絡」，沿著走的叫「循」，從下向上行的叫「上」，從上向下行的叫「下」，去而復回的叫「還」，彼此交叉而過的叫「交」，和某組織並行的叫「挾」，由此而直達另一處的叫「抵」，通過某一組織的叫「貫」，走過它的經四周的叫「行」，經過某一組織旁邊的叫「過」，環繞在某組織四周的叫「環」，由外到裏的叫「入」，由深而淺的叫「出」，直走叫「直」，平行的叫「橫」，半橫的叫「斜」，兩支相併的叫「合」，另出分支的叫「別」，進而又退的叫「卻」。

②經脈篇記述經脈病候時，分為「是動則病」和「是主……所生病」。古人對這方面的解釋很多，意見有些分歧。有的認為從氣血先後來分的，有的認為是從在氣在經和外因內因來分的，有的認為「是動」是本經病變，「所生」是受他經影響而發生的病變，此外還有許多不同的說法。實際上就不免有些偏差。我們在學習時，應該把「是動，所生病」的病症綜合起來分析。而是動和所生病之中，有些病候是相同的，聯貫一致的，因而只能前後互相印證，互相補充，而不必受古人不同的說法所拘泥，反而弄得迷惑。

③經脈篇原文對各經病候，記述很多，但在臨床實踐

上，當某經有病時，它所出現的症狀，或只有一二並不如經文所舉的典型地全部反映出來。因此，在臨症時，對於疾病的診斷，症狀的綜合分析，除以經絡學說為基礎外，還須結合其他方面來歸納（可參照五臟六腑的病候分類），才能得出正確的診斷和治療。

下面對各經循行路線，與其他經的連接部位，主要病候作簡要介紹。

（一）手太陰肺經

1.循行：

從中焦（胃）起，下行與大腸相聯絡，再迴繞胃的上口（賁門），向上貫穿膈膜，入屬於肺，再從喉管向橫行出至腋下，沿著上臂內側，行走手少陰和手厥陰兩經的前方，下入肘中，沿著前臂的內側，經過掌後的高骨下緣，入寸口，上魚際（手拇指本節後掌側厚肉），沿

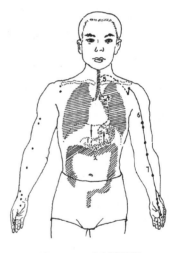

圖 1-4-1　手太陰肺經

著魚際的邊緣，出拇指尖端的內側；它的支脈，從腕後直出食指拇側尖端，交於手陽明經。（如圖 1-4-1）

2.病候：

肺部脹滿、喘咳，缺盆中痛，臑臂部的內側前緣痛厥，掌中發熱，肩背痛，怕冷，少氣。

（二）手陽明大腸經

1.循行：

起自食指尖端，沿食指拇側上緣，出第一、二掌骨之間的合谷空處，上入腕上拇指後兩筋之間，沿前臂前上方，入肘關節外側，再沿上臂外側前緣，上肩，走肩峰前緣，與諸陽經相會於脊柱骨的大椎之上，再走至肩前下入缺盆，聯絡肺臟，下膈膜，入屬大腸本腑，它的支脈，從缺盆，通過頰部，入下齒齦，回出來繞

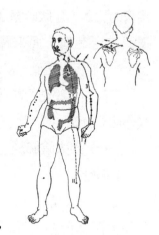

圖 1-4-2　手陽明大腸經

至上唇，交於人中，左脈向右，右脈向左，向上行，夾於鼻孔兩側，交接於足陽明經。（如圖 1-4-2）

2.病候：

牙齒痛，頸腫，睛珠發黃，口乾，鼻流清涕或出血，喉中腫痛，肩前或臑內作痛，次指痛不能動，本經經脈所過的部位發熱而腫，或發寒抖顫。

（三）足陽明胃經

1.循行：

起於鼻梁的凹部，旁納足太陽經脈，下沿鼻外入上齒齦內，復出環繞口唇，下交於唇下溝的承漿穴處，再沿腮下後方出大迎穴，經過頰車穴，下行耳前，過客主人穴處，沿髮際至額顱，它有一支支脈，又從大迎穴前下至人迎部，沿喉嚨，入缺盆，下膈膜，入屬胃本腑，聯絡脾

臟，又直行的脈，從缺盆下行於乳的內部，再向下挾臍而行，直至少腹下兩側的氣街穴處；又一支脈，從胃的下口，行腹里，下至氣街穴處與前脈會合，再由此下行至髀關直抵伏兔部，下至膝蓋，沿脛骨前外側至足面，入足次趾外間，又一支脈，

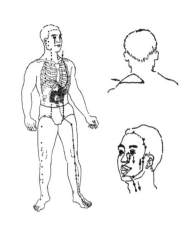

圖 1-4-3　足陽明胃經

從膝下三寸別走，入中趾外側，又一支脈，從足面走入足大趾而出於尖端，交接於足太陰經。（如圖 1-4-3）

2.病候：

打寒驚，時時伸腰呵欠，聽到木聲就驚惕，心驚跳動，發狂，腹脹而鳴，病瘧，病溫，鼻流清涕或流血，口歪，唇生乾瘡，頭腫喉痛，腹部腫大，膝臏部腫痛，本經經脈所過之處作痛，消穀善飢，或胃中寒，脹滿。

（四）足太陰脾經

1.循行：

起於足大趾尖端，沿大趾內側赤白肉際，經過大趾本節後的核骨，上行足內踝前方，再上腿肚，沿脛骨內側後方，穿過足厥陰經的前面，上行股內側的前緣，直達腹內，入屬脾臟，聯絡胃腑，上過膈膜，挾咽喉部，內

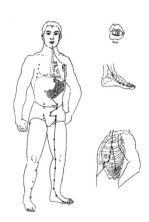

圖 1-4-4　足太陰脾經

第一篇　武當傷科基礎

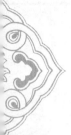

連於舌根，散佈於舌下，有一支脈，從胃腑別行，上過膈膜，注入心中，與手少陰經相接合。（如圖 1-4-4）

2.病候：

舌根強硬，食後嘔吐，胃痛，腹脹，噯氣，大便或放屁後則腹中寬舒，身體重，面目一身盡黃，強立則股膝內側腫脹厥冷。

（五）手少陰心經

1.循行：

起於心中，出屬心所繫附之脈（心系），下過膈膜，聯絡小腸，分出的支脈，從心系上挾咽喉，聯繫於眼珠後連於腦的脈絡（目系）；直行的脈，從心系上行至肺，橫出腋窩

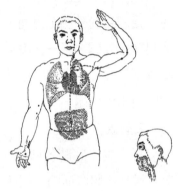

圖 1-4-5　手少陰心經

下，沿上臂內側後緣，經手太陰或厥陰經的後方下行，沿小指內側出至尖端，交接於手太陽經。（如圖 1-4-5）

2.病候：

喉乾，心痛，口渴，目黃，脅痛，臂內側後緣疼痛或厥冷，手心熱痛。

（六）手太陽小腸經

1.循行：

起於小指外側尖端，沿手外側至腕，過銳骨直上，沿前臂下緣，出肘後內側兩筋之間，再沿上臂外側後緣，出肩後骨縫，繞行肩胛相交於肩上，入缺盆，聯絡心臟，沿

食道上膈膜至胃，下行入屬小腸本腑，有一支脈，從缺盆沿頸頰，至眼外角轉入耳內，又一支脈，從頰部別走眼眶下部，至鼻，行眼內角，斜行而絡於顴，交接於足太陽經。（如圖1-4-6）

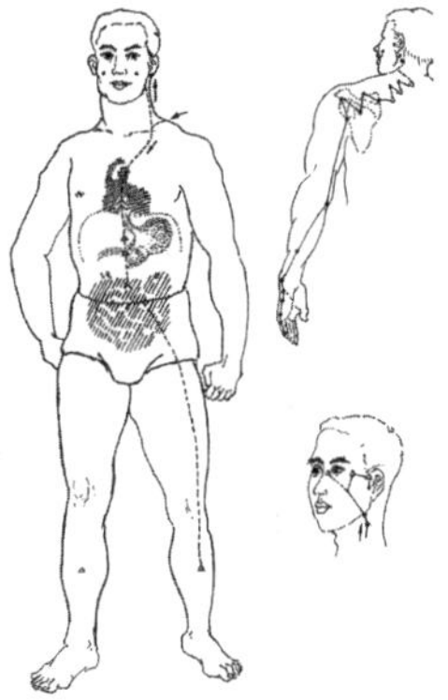

2.病候：

喉間痛，下頰腫，肩臑痛，耳聾，目黃，本經所過之處作痛。

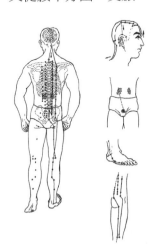

圖1-4-6　手太陽小腸經

（七）足太陽膀胱經

1.循行：

起於眼內角，上過額部，交會於頭頂，由此分出一支脈從頭頂至耳上角，直行的脈，從頭頂入於腦，回出下行項後，沿肩膊內側，夾行於脊柱兩旁，直達腰中，並沿脊旁入裏聯絡腎臟，入屬膀胱本腑，又從腰中分出一支脈，挾脊柱，穿過臀部，下入膝膕窩中；又一支脈，從左右肩膊骨，通過肩胛，夾脊柱，由內部下行至脾樞，沿股外側後緣，向下匯合前一支脈於膝彎內，由此向下穿過腿肚，出外踝之後方，沿小趾本節後圓骨（京骨），至小趾外側尖端，與足少陰經相結合。（如圖1-4-7）

圖1-4-7　足太陽膀胱經

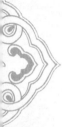
2.病候：

頭痛項強，腰脊疼圖 1-4-7 足太陽膀胱經痛，股關節屈曲不利，膝彎，腿肚疼痛，痔瘡，瘧疾，目黃，鼻中流涕或血。

（八）足少陰腎經

1.循行：

起於足小指下，斜走足心，出入踝前大骨下陷中，沿內踝骨後，轉走足跟，上腿肚內側，出膝彎內緣，上行大腿內側，上行大腿內側後緣，通過脊柱，入屬腎臟，聯絡膀胱；直行的脈，從腎上行至肝，通過膈膜入肺，沿

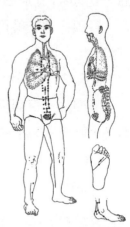

圖 1-4-8　足少陰腎經

喉嚨，挾舌根；有一支脈，從肺出來聯絡心臟，再灌注於胸中，與手厥陰經銜接。（如圖 1-4-8）

2.病候：

飢不欲食，面黑，咳唾有血，喘；目昏，心跳，口中熱，舌乾，咽腫，喉間乾痛，心煩；黃疸，痢疾，脊股內側後緣痛，萎廢，厥冷，嗜睡，足心熱痛。

（九）手厥陰心包經

1.循行：

起於胸中，屬於心包絡，下過膈膜，從胸至腹，依次聯絡上、中、下三焦；有一支脈，從胸走脅，當腋縫下三寸處，上行抵腋窩，沿上臂內側，行於手太陰、手少陰兩經之間，入肘中，下行前臂掌側兩筋之間，入掌中，沿中指

直達指尖；又一支脈從掌內沿無名
指直達指尖；交接於手少陽經。
（如圖1-4-9）

2.症候：

手心發熱，肘臂拘攣，腋下
腫，胸脅部支撐脹滿，心大動，
面赤，目黃，喜笑不休，煩心。

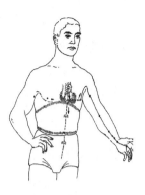

（十）手少陽三焦經

圖1-4-9　手厥陰心包經

1.循行：

起於無名指尖端，上
出兩指中間，沿手背至腕
部，出前臂外側兩骨的中
間，上穿過肘，沿上臂外
側上肩，交出足少陽經之
後，經過缺盆向下，分佈
於兩乳之間的膻中部，與
心包相聯絡，下過膈膜，

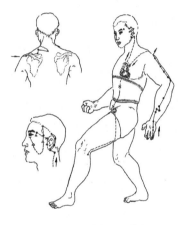

圖1-4-10　手少陽三焦經

從胸到腹屬於上、中、下三焦；有一支脈，從膻中出缺
盆，上走項連耳後，直上耳上角，由此屈而下行，繞頰至
眼眶下；又一支脈，從耳後至耳中，出耳前過客主人前，
至眼外角，與足少陽經相結合。（如圖1-4-10）

2.病候：

聽覺減退，咽喉腫痛閉塞；自汗出，眼外角痛，頰
痛，耳後、肩、臑、肘、臂的外緣皆痛，無名指不能運
用。

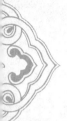

（十一）足少陽膽經

1.循行：

起於眼外角，上行頭
角，下至耳後，沿項走手
少陽經之前至肩上，又交
叉到手少陽經之後，入於
缺盆。有一支脈，從耳後
入耳內，出走耳前至眼外
角後方、又一支脈，從眼
外角下走大迎，與手少陽
經會合，至眼眶下，經過
頰車，再下頸與前一脈相

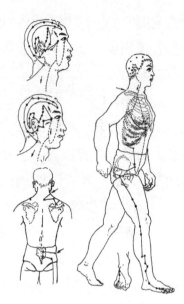

圖 1-4-11　足少陽膽經

合於缺盆，然後向下走胸中，通過膈膜，聯絡肝臟，入屬
膽腑，沿脅裡出少腹兩側氣街部，繞陰毛處，橫入髀厭
（股關節）中。直行的脈，從缺盆下腋，沿胸過季脅，與
前一支脈相會於髀厭，再下沿髀關節的外側，出膝外廉，
下走外輔骨之前，直下至外踝上部的凹陷處，出外踝前，
入足小趾側第四趾內。又一支脈，由足背走大趾，沿大趾
次趾側的骨縫，至大趾尖端，並回轉過來穿過爪甲，至爪
甲後的叢毛處，與足厥陰經相接合。（如圖 1-4-11）

2.病候：

口苦，脅痛，偏頭痛，本經經脈所過之處皆痛。

（十二）足厥陰肝經

1.循行：

起於足大趾叢毛的邊緣，沿足背上至內踝前一寸處，

再由踝上八寸，交叉到足太陰之後，上膝彎內緣，沿股內側，入陰毛中，過陰器，至少腹上與胃經並行，入屬肝臟，聯絡膽腑，上貫膈膜，散佈脅肋，沿喉嚨後面，入顎骨二孔，連於目系，出額，與督脈會於頭頂。有一支脈，從目系下頰車，環行唇內。

又一支脈，經過肝臟過膈膜，注於肺中，而與手太陰經相接。（如圖 1-4-12）

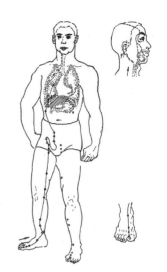

圖 1-4-12　足厥陰肝經

2.病候：

腰痛不俯仰，男子癲疝，女子少腹腫，病重的喉中作乾，面塵脫色，胸中滿悶，嘔吐氣逆，水瀉完穀不化，狐疝，遺尿或小便不通。

五、奇經八脈循行與病候

（一）督脈

1.循行：

起於尾閭骨端長強穴後的會陰部，上循脊柱至腦後凹陷中的風府穴，進入腦內，再上巔頂，沿額，下至鼻柱。（如圖 1-4-13）

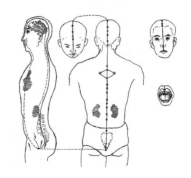

圖 1-4-13　督脈

武當道醫傷科臨證靈方妙法

2.病候：

脊柱強直，角弓反張。

（二）任脈

1.循行：

起於中極之下的會陰部，上出毛際的深部，沿腹內，上過關元穴，直上至咽喉，沿面部，入於目。（如圖1-4-14）

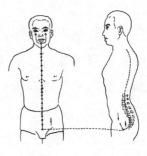

圖1-4-14　任脈

2.病候：

男子易患各種疝疾，女子易患帶下及少腹結塊等症。

（三）衝脈

1.循行：

起於少腹或女子胞中，上循脊里，為全身經絡之海，它浮行於淺表部分的經脈，沿腹上行，會於咽喉，再別行繞絡唇口。（如圖1-4-15）

2.病候：

氣從少腹上衝，腹中脹急疼痛。

（四）帶脈

1.循行：

起於脅下，迴繞身軀（腰腹部）一周。（如圖1-4-16）

2.病候：

腹部脹滿，腰部有好像坐在水中的感覺。

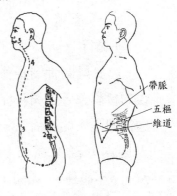

帶脈

五樞

維道

圖1-4-15　衝脈　圖1-4-16　帶脈

（五）陽蹻脈

1.循行：

起於足跟，沿中外踝上行，至項後的風池穴處。（如圖 1-4-17）

2.病候：

陰氣不足，陽氣偏盛，常見不眠。

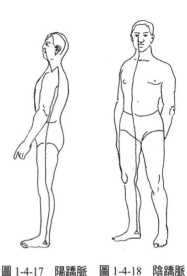

（六）陰蹻脈

1.循行：

圖 1-4-17　陽蹻脈　圖 1-4-18　陰蹻脈

起於足內踝前大骨下陷中，經內踝骨上部，直上沿大腿內側入前陰，上沿胸腹內部，入缺盆，再上出人迎動脈之前，入頄骨部，至眼內角與足太陽經相合。（如圖 1-4-18）

2.病候：

陽氣不足，陰氣盛，常常多眠。

（七）陽維脈

1.循行：

起於諸陽經的交會部，上行至頭額。（如圖 1-4-19）

2.病候：

多風寒熱。

（八）陰維脈

1.循行：

起於諸陰經的交會部（三陰交穴），上行至項。（如圖 1-4-20）

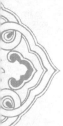

2.病候：

多見心痛。

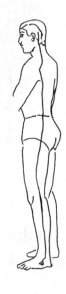

圖 1-4-19　陽維脈

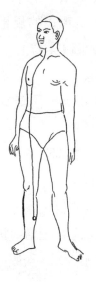

圖 1-4-20　陰維脈

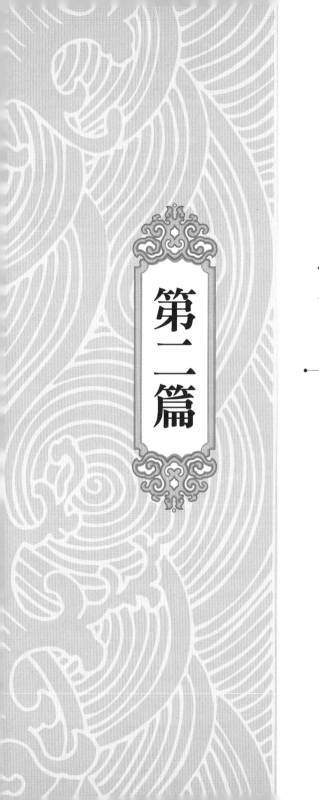

第二篇

武當傷科
常用方技

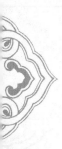

第一章
武當道教醫藥一根針療法

　　所謂一根針，即是針灸療法。武當道教醫藥一根針療法起源很早，難以考證，據武當山現存重要醫典《靈樞・九針十二原》中說：「今夫五臟之有疾也，譬猶刺也，猶污也，猶結也，猶閉也。刺雖久，猶可拔也，污雖久，猶可雪也，結雖久，猶可解也，閉雖久，猶可決也，或言久疾之不可取者，非其說也，夫善用針者，可取其疾也，猶拔刺也，猶雪污也，猶解結也，猶決閉也，疾雖久，猶可畢也，言不可治者，未得其術也。」武當山歷代道醫根據上述經文要求，不懈地努力，創建了武當山獨有的「一根針」療法，它的特點是：理論完整，觀點獨特，針具繁多，方法靈活。

　　在理論上，它除了有完整經絡學說、天人合一學說等，並特別講究氣血運行的關係。認為人體氣血在十二經脈中日夜行走不停，如環無端，血行之頭在循環時如期到達體內某一穴位，分秒不差，就像火車與火車站的關係一樣，幾點幾分到站，多能如期到達。這個人體氣血運行的時刻表是通用於全人類，並且終身不變。這就給武當的武術點穴與武當道醫針刺奠定了「打人打血頭，治病推血尾」的理論基礎。因此也總結出了致人性命的三十六穴位，並對這些穴位受傷的症狀，及這些穴位受傷後的治

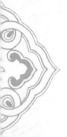

療，都總結出了自己的獨特經驗。在針具上也講究五行。有屬金的針，如鋼針、銀針、黃金針，有屬木的針，如用各種不同的樹木製作的桃木針、棗木針、桐木針，樣式各異的多種木製針具。有屬土的針，如瓷針、砭石針。用火將針具燒刺入人體內，屬火針，用木製針具浸泡在藥水中或沾藥水叩打穴位稱為水針。在穴位使用上，多是時穴、對穴、經驗穴相配合，可用時穴配皮、肉、筋、脈、骨、時穴配六淫等。八卦平衡針體現了道教的陰陽相濟，內外相合，上下相應，升、降、出、入平衡有序的自然觀念。

針刺方法有深有淺，淺者只在皮膚上叩打，深者可刺穿肢體，直達肢體對側。並且要求手法上，補、瀉要分明，針感可由上到下，由下到上，要熱如火燒，要涼如冰敷。這就要求醫者雙手內力深厚，手法熟練。

文中也將我自己 40 多年來，臨床上常用的有效穴位介紹給讀者。這些穴位有些是恩師親授，有些是受高人指點，有些是自己摸索所得，若能遇有緣者，驗證於臨床，解人痛苦，是吾心願也。

一、十二時辰氣血走注臟腑歌

肺寅大卯胃辰宮，脾巳心午小未中，申膀酉腎心胞戌，亥焦子膽丑膽通。

二、十二時辰血頭走注全身部位歌

周身之血有一頭，日夜行走不停留，遇時遇穴若受傷，三五七天命悠悠。子時走往心窩穴，丑時上行到膻中，寅時廉泉印堂卯，辰到百會風府巳，午時走到背中穴，左右腎俞定在未，尾骶屬申酉會陰，關元之處戌時

位，肚臍專等亥時來，子午循環永無終。

三、武林致命三十六穴全身部位歌

致命穴位三十六，代代武英刻顱首，悉知穴位在何處，點中穴位性命休，得真技者尚武德，除暴安良留美名，秘旨點穴招法妙，三十六處鬼神愁，三十六穴醫理玄，不可隨意傳人間。一曰頭額前中線，二曰兩眉正中間，三曰眉外兩太陽，四曰枕骨腦後邊，五曰腦後兩邊穴，六曰耳後厥陽穴，七曰黑虎偷心眼，九曰巨厥心口處，十曰水分臍上緣，十一臍下氣海穴，十二關元下腹間，十三下腹四寸處，亦名中極斷陰泉，十四左乳上寸六，亦名左鷹窗命關，十五右乳上寸六，右鷹窗穴位當然，十六左乳下寸六，左乳根穴連命關，十七右乳下寸六，右乳根穴牽命連，十八十九兩期門，乳下寸六旁寸然，二十臍下左幽門，巨厥之旁五分邊，二十一曰右幽門，若能點中斷肺源，二十二曰左商曲，亦名血門主命關，二十三即右商曲，點中五月喪黃泉，二十四為血囊穴，二十五為氣囊穴，二十六曰左勝利結，二十七右勝利結，二十八為命門穴，十四腰椎下中間，二十九即腎俞穴，命門兩旁一寸半，三十志堂穴屬腎，點中三日歸西天，三十一曰氣海俞，三十二鶴口刻心間，三十三陰囊後海底，三十四足底是湧泉，三十五左右乳下處，又名一計害三賢。三十六穴切記牢，點穴不可半絲偏，此為武林真絕技，切莫輕易向外傳。

四、武當醫藥一根針秘訣

武當針法最為奇，肥瘦長短均適宜，但將他手橫紋

處，分寸尋求審用之。身體心胸或是短，身體心胸或是長，求穴看紋還有理，醫工此理要推詳。

定穴行針須細認，瘦肥短長豈同例。肥人若針三分半，瘦人須當用兩分。

不肥不瘦不相同，如此之人但著中，只在二三分內取，用之無失且收功。

大飢大飽宜避忌，大雨大風亦不容。飢傷榮氣飽傷腑，更看人神不敢觸。

妙針之法世間稀，多少醫工不得知，人身寸寸皆是穴，但開筋骨莫狐疑。

有筋有骨傍針去，無骨無筋須透之。見病行針須仔細，必明升降開合宜。

邪入五臟須早遏，崇侵六脈浪翻飛。烏烏稷稷空中墮，靜意冥冥起發機。

失補真陽元氣足，次瀉餘邪九度噓。同身逐穴歌中他，捷法昭然徑不迷。

行針補瀉分寒熱，瀉寒補熱須分別。拈指向外瀉之方，拈指向內補之訣。

瀉左當須大指前，瀉右大指當後拽。補左次指同前搓，補右大指往上拽。

如何補瀉左右分，蓋是經從兩邊穿，補瀉又要識迎隨，隨則為補瀉為迎。

古人補瀉左右分，今人乃為男女別。男女經脈一般生，晝夜循環無暫歇。

兩手陽經手上頭，陰經胸中走在手。兩足陽經頭走

足，陰經從足走向腹。

隨則針尖隨經去，迎則針尖迎經奪。更為補瀉定呼吸，吸瀉呼補真奇絕。

補則呼出卻入針，要知針用三飛法。氣至出針吸氣入，疾而一退急捫穴。

瀉則吸氣方入針，要知邪氣通達身。氣至出外呼氣出，徐而三退穴禁開。

此訣出自真武祖，我今授汝心已雪，正是補瀉玄中玄，且莫輕說在人前。

五、張三豐用針秘訣

人人欲為地陸仙，苦難悟出顛倒顛，財色酒氣難迴避，名利榮華拚命鑽。不覺耗得精神盡，病邪侵體命難痊，命苦難痊莫等閒，我授秘訣任君玩。玩此秘訣莫認真，頭面疾病針至陰。腳跟有病風池尋，心胸有病少腑瀉。臍腹有病曲泉引，肩背諸疾中渚下，腰膝強痛交信憑，脅肋腿又後肋妙。股膝腫起瀉大衝，陰核發來如升大，百會妙穴效真靈。頂心頭痛眼不開，湧泉下針定安泰。鶴膝腫痛移步難，尺澤舒筋骨痛痊，更有一穴曲池妙。根尋源流可調停，其患若要便安癒，加經風府可用針。更有手臂拘攣急，尺澤深刺去不仁。腰背若患攣急風，曲池一寸五分攻。五痔原因熱血作，承山下針病即控。哮喘發來不得寢，印堂刺入三分深。中滿如何去得根，陰包如針效如神。不論老幼依法用，須臾患者便抬身。打撲損傷破傷風，先於痛處下針攻，腰背承山立作效，甄權留下意無窮。腰腿疼痛十年春，應針不了便惺

惺，大都引氣探根本，服藥尋方枉費金。腳膝經年痛不休，內外踝邊用意求，穴號崑崙併呂細，應時消散即時瘥。風痹痿厥如何治？大杼曲泉效真靈。此訣用心牢牢記，行醫四海能留名。

六、馬丹陽天星十二穴治雜病歌

三里，內庭穴，曲池、合谷接。委中配承山、太衝、崑崙穴。環跳與陽陵，通里並列缺，合擔用法擔，合截用法截，三百六十穴，不出十二訣。治病如神靈，渾如湯潑雪，北斗降真機，金鎖教開徹，至人可傳授，匪人勿露訣。

其一：三里膝眼下，三寸兩筋間。能通心腹脹，善治胃中寒，腸鳴並洩瀉腿腫膝胻酸，傷寒羸瘦損，氣蠱及諸般。年過三旬後，針灸眼便寬。取穴當審的，八分三壯安。

其二：內庭次指外，本屬足陽陰。能治四肢厥，喜靜惡聞聲，隱疹咽喉痛，數欠及牙疼，瘧疾不能食，針著便惺惺（針三分，灸三壯）。

其三：曲池拱手取，屈肘骨邊求。善治肘中痛，偏風手不收，挽弓開不得，筋緩莫梳頭，喉閉促欲死，發熱更無休，遍身風癬癩，針著即時瘥（針五分，灸三壯）。

其四：合谷在虎口，兩指歧骨間。頭疼並面腫，瘧病熱還寒，齒齲鼻衄血，口噤不開言。針入五分深，令人即便安（灸三壯）。

其五：委中曲䐐裡，橫紋脈中央。腰痛不能舉，沉沉引脊樑，疼痛筋莫展，風痹復無常，膝頭難伸屈，針入即

安康（針五分，禁灸）。

其六：承山名魚腹，腓腸分肉間，善治腰疼痛，痔疼大便難，腳氣並膝腫，輾轉戰疼酸，霍亂及轉筋，穴中刺便安（針七分，灸五壯）。

其七：太衝足大趾，節後二寸中。動脈知生死，能醫驚癇風，咽喉並心脹，兩足不能行，七疝偏墜腫，眼目似雲朦，亦能療腰痛，針下有神功（針三分，灸三壯）。

其八：崑崙足外踝，跟骨上邊尋。轉筋腰尻痛，暴喘滿衝心，舉步行不得，一動即呻吟，若欲求安樂，須於此穴針（針五分，灸三壯）。

其九：環跳在髀樞，側臥屈足取。折腰莫能顧，冷風並濕痺，腿胯連臑痛，轉側重欷歔。若人針灸後，頃刻病消除（針二寸，灸五壯）。

其十：陽陵居膝下，外臁一寸中。膝腫並麻木，冷痺及偏風，舉足不能起，坐臥似衰翁，針入六分止，神功妙難容（灸三壯）。

其十一：通里腕側後，去腕一寸中。欲言聲不出，懊惱及怔忡，實則四肢重，頭脹面頰紅，虛則不能食，暴喑面無容，毫針微微刺，方信有神功（針三分，灸三壯）。

其十二：列缺腕側上，次指手交叉。善療偏頭患，遍身風痺麻，痰涎頻壅上，口噤不開牙，若能明補瀉，應手即如拏（針三分，灸五壯）。

七、張三豐之《武當十二經穴譜》秘訣

「子時」是「竅陰穴」，該穴之部位是在兩足的小趾外側，訣云：

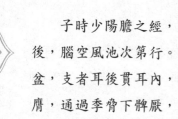

子時少陽膽之經，古從兩目銳眥生，抵頭循角下耳後，腦空風池次第行。手少陽前至肩上，交少陽左右缺盆，支者耳後貫耳內，出走耳前銳眥循，直者缺盆下腑臆，通過季脅下髀厭，出膝外廉是陽陵，外輔絕骨踝前過，足跗小趾次趾分，一支別從大趾去，趾叢毛接肝經。

「丑時」是「章門穴」，該穴部位在曲肘尖頭脅間處，訣云：

厥陰足脈肝經終，大趾之端毛際叢，足跗上廉太衝分，踝前一寸入中封，上踝交出太陰後，循膕內廉陰股衝，環繞陰器抵小腹，挾胃屬肝與膽逢，上行膈裡行脅肋，挾喉灌項目系同。

「寅時」是「列缺穴」，部位在腕骨上，訣云：

手太陰肺中焦生，下絡大腸出賁門，上膈屬肺從肺系，橫出腋下臑中行，肘臂寸口上魚際，大指內側爪甲根。

「卯時」是「曲池穴」，部位在肘上橫紋盡處，訣云：

陽明之脈手大腸，次指內側起商陽，循指上行出合谷，兩筋岐骨循臂旁，入肘外廉循臑外，肩端上面注迎香。

「辰時」是「天樞穴」，部位在臍旁橫開 2 吋處，訣云：

胃足陽明交鼻起，下循鼻外入下齒，還出挾口繞承漿，頤後大迎頰車裡，耳前髮際王額顱，支下人迎缺盆底，下膈入胃終脾宮，直者缺盆下乳內，一支幽門循腹中，下行直合氣衝迎。

「巳時」是「三陰交穴」，部位是在內踝上 3 吋，訣云：

太陰脾起足大趾，上循內側白肉際，核骨之後內踝前，上內循脾經膝裡，股前內廉入腹中，屬脾絡胃與膈通，挾咽連舌散舌下，支終從胃注心宮。

「午時」是「通里穴」，部位在手小指腕部神門上 1.5 寸，訣云：

手少陰脈起心中，下膈直與小腸通，支者還從肺系走，直上喉嚨系目瞳，直者上肺出腋下，得行肘內少海從，臂內後廉抵掌中。

「未時」是「少海穴」，部位在上肢肘尖內側，訣云：

手太陽經小腸脈，小指之端起少澤，循手外廉出腕中，循臂骨出肘內側，上循內外出後廉，直過肩解繞肩胛，交肩下入缺盆內，絡心下膈屬小腸。

「申時」是「膏肓穴」，部位在第 4 胸椎下 3.5 吋，訣云：

足太陽經膀胱脈，目內眥上起額尖，支者巔上至耳角，直者從巔腦後懸，終腦還出別下項，仍循肩膊挾脊邊，抵腰脊腎膀胱內，一支下與後陰連，貫臀斜入委中穴，一支膊內左右別，臀內後廉膕中合，下貫外踝小趾端。

「酉時」是「橫骨穴」，部位在陰部上側，訣云：

足經腎脈屬少陰，小趾斜趨湧泉心，再循足下內踝後，別入跟中踝內行。出膕內廉上股內，貫背屬腎膀胱臨。

「戌時」是「大陵穴」，部位在掌上橫紋中央部位，訣云：

手厥陰心包胸中，下膈絡屬三焦宮，支者循胸出脅下，脅下連腋三寸同，仍上抵腋循臑內，太陰少陰兩經中。指透中衝支者別，小指次指終相通。

「亥時」是「翳風穴」，部位在耳珠後，訣云：

手經少陽三焦脈，起自小指次指側，兩指岐骨手腕錶，上出臂外兩骨間，肘後臑外循肩上，少陽之後交別傳，下入缺盆膻中分，散終心包膈裡穿，膻中支者缺盆上，上項耳後耳角旋，屈下至頤仍注頰，一以出耳入耳前，卻從上關交曲頰，至目內眥乃尺焉。

八、時穴配五部

(一) 五部（指皮、肉、筋、脈、骨）

五部主病：皮麻，肌木，脈色變，筋攣，骨痛要記全。

皮：尺澤、孔最、列缺行氣舒絡（在肺）。

肉：公孫、三陰交、足三里、中脘健脾通絡（在脾）。

脈：大陵、內關、神門、太淵行氣活血通絡（在心）。

筋：太衝、陽陵泉、筋縮（此穴在背部第九椎）、崑崙養血榮筋解驚（在肝）。

骨：腎俞、太谿、命門、大杼散寒止痛補腎（在腎）。

(二) 時穴配四素（氣、血、痰、火）

氣滯：麻、脹、痛選大椎、太淵、足三里、公孫、太衝。

血瘀：刺痛、皮色時紅時紫、神志不清，選用：心

俞、肝俞、膈俞、血海、間使、委中。

痰阻：脹痛、胸悶、吐痰、腸鳴、神志病，選用：中脘、內關、間使、風隆、公孫、陰陵泉、三陰交。

火盛：十宣放血，內關，足三里瀉腸胃熱。

（三）時穴配六淫

風：風市、風池、陰市。

寒：大椎、後谿、崑崙。

暑：曲澤、內關、足三里。

燥：曲尺、足三里、內關、陰陵泉。

濕：中脘、足三里、內關、三陰交。

火：支溝、陽陵泉、十宣瀉。

（四）時穴配七情

喜：間使，清心安神。

怒：太淵，清瀉肝火。

思：三陰交、氣海，行氣健脾。

悲：太洲，行氣。

驚：腎俞、京門、氣海、百合、神門、間使補氣升氣、養心安神。

（五）時穴配傷寒論六經病

太陽：表寒，大椎、足三里、風池。表實，後谿、合谷。

陽明：天杼、合谷、上巨虛、豐隆、瀉熱。

少陽：支溝、陽陵泉、丘虛、中脘、足三里、內關、太淵。

太陰：足三里、公孫、陰陵泉、三陰交、氣海、內關。

少陰：心俞、腎俞、太谿、神門、太淵、中脘、氣海。

厥陰：大椎、內關、足三里、中脘。

（六）時穴配三焦

上焦：大陵、太淵，包括上肢病。

中焦：公孫、足三里。

下焦：太衝、太谿，包括下肢病。

（七）經驗穴配時穴

牙痛：時穴配承漿、風府。

目赤：耳後靜脈放血。

腹痛：時穴配攢竹，針時流淚佳。

咽喉痛：太陵。

乳癰：合谷、太谿、列缺。

九、八卦平衡針療法

「易有太極，太極生兩儀，兩儀生八卦」。八卦在無窮反覆變化中保持著和諧與統一的理論，武當道醫們在臨床實踐中創立了陰陽相濟、內外相合、上下相應、升降出入平衡的「八卦平衡針療法，」與很多古老針法有相似之處，但道醫們認為此療法應該是起源道教醫藥。

它的具體特點是用常用穴位配成十二對，先背會秘訣，臨床使用得心應手。

八卦平衡秘訣：

1. 內關配公孫，能解心悸驚，胃腹脹痛滿，兩穴能調平。

2. 後谿配申脈，專治頭項痛，竅閉神不清，補瀉要分明。

3. 臨泣配外關，耳病與眼患，偏正頭疼痛，針之自然安。

4. 列缺配照海，咽疾與咳喘，婦人七七後，常灸此穴安。

5. 人中配風府，能治神模糊，卒中與昏厥，腰痛亦能舒。

6. 膻中配內關，調氣最為先，心悸神不安，此針病能痊。

7. 合谷配太衝，頭面與中風，癲狂與癲癇，小兒驚風中。

8. 合谷配光明，各種眼病行，口眼歪斜病，兩穴能調平。

9. 太谿配太衝，頭痛眩耳聾，失眠夜難寐，腰痠膝軟痛。

10. 人中配委中，昏厥與卒中，急性腰扭傷，委中要見紅。

11. 列缺配風池，頭項病患痛，落枕項背強，此針有奇功。

12. 中極配地機，婦人用之宜，調經善止痛，用後方知秘。

（1）內關、公孫：屬八脈交會穴，內關通陰維脈。公孫通衝脈，兩者合於心、胸、胃。臨床上常用於心臟病、胃脘痛以及各種消化系統疾病。

（2）後谿、申脈：屬八脈交會穴，後谿通督脈，申脈通陽蹻脈，兩者合於目內眥、頸項、耳肩。臨床上常用

於後頭痛、頸椎病、落枕、神志病。

（3）臨泣、外關：屬八脈交會穴，臨泣通帶脈，外關通陽維脈，兩者合於目銳眥、耳後、頰、頸、肩。臨床上常用於眼病、耳鳴、耳聾、偏頭痛、高血壓等病。

（4）列缺、照海：屬八脈交會穴，列缺通任脈，照海通陰蹻脈，兩者合於肺系、咽喉、胸膈。臨床上常用於肺病、氣管病、咽喉病以及更年期綜合徵。

（5）人中、風府：均為督脈要穴，督脈總管一身之陽經，行於脊里，入腦屬腎，與大腦、脊髓關係十分密切，經常治療神經系統疾病。對休克、中風：腰痛等症也具有極好療效。

（6）膻中、內關：膻中為任脈俞穴，氣之會穴，心包經之募穴，內關為手厥陰心包經俞穴，為八脈交會穴之一，又是絡穴，兩者相配能疏通上焦氣機，治療心臟病、鬱證等。

（7）合谷、太衝：合谷為手陽明大腸經的原穴，太衝為足厥陰肝經的原穴。原穴與三焦有密切關係，而三焦為原氣之別使，它導源於腎間動氣，輸佈於全身，調和內外，宣通上下，維繫著人體的氣化功能，而「六臟有十二原，出於四關」（《針灸大成》），四關即指合谷、太衝，故此兩穴十分重要。臨床上運用十分廣泛，多用於頭痛、頭暈、面神經麻痺、中風偏癱、痺證、癲癇、小兒驚風等。

（8）合谷、光明：光明為足少陽膽經的絡穴，兩者相配可治療各種眼病，如目赤腫痛、青光眼、假性近視、

視神經萎縮以及由面神經麻痹引起的眼瞼不能閉合等。

（9）太谿、太衝：太谿為足少陰腎經原穴，太衝為足厥陰肝經原穴，太谿能補腎滋陰，太衝能平肝潛陽，兩者相配具有滋陰潛陽的作用，臨床上常用於頭痛、眩暈、耳鳴、失眠、腰痛等屬於陰虛陽亢證型者。

（10）人中、委中：人中為督脈經穴，委中為足太陽膀胱經穴，稱為血郄，督脈與膀胱經脈氣直接相通，兩者相配能治療各種急性病症，如急性腰扭傷、急性胃腸炎、中暑、休克等，委中常採用刺絡放血法。

（11）列缺、風池：列缺為手太陰肺經穴，為絡穴、八脈交會穴、四總穴之一，風池為足少陽膽經穴，與陽維脈交會，兩者相配，具有較強的祛風定痛作用。風池位於頭項部，而「頭項尋列缺」，故兩者相配治療頭項部疾患療效頗佳，如落枕、頸椎病、後頭痛等。

（12）中極、地機：中極是任脈穴，為膀胱經募穴，地機為足太陰脾經郄穴。任脈起於胞中，主月經、脾生血統血，中極位近胞宮，郄穴能理氣定痛，故中極與地機相配，善治婦女病，尤其對痛經有效。

十、過梁針法

過梁針法，又稱深刺奇穴法，是一種重刺奇穴以治療精神疾患的方法。

（一）操作方法

令患者坐於靠椅上，用約束帶將患者的腰部及上下肢固定。由助手固定頭部或針刺之肢體。針刺奇穴要深，以不穿透對側皮膚為度。用右手拇、食指持針柄，向右捻轉

為補，向左捻轉為瀉。捻轉角度大，次數多為重瀉。左右捻轉或淺刺不捻轉為平補平瀉。無論哪種方法，都必須緩慢捻轉，每捻 1 次則留針 30 秒至 1 分鐘。重瀉留針 2～3 分鐘。出針時一定要緩慢。

（二）適應症及取穴

1.狂症：

【取穴】陰委一、陰委二、陰委三、四連、五靈、靈寶、天靈、膠靈、屈委陽。

【方法】可以用重瀉手法。以後取穴逐漸減少，手法也轉為輕瀉。如脈象虛者，則用平補平瀉法。

2.癲症：

【取穴】陰委一、陰委二、陰委三、天靈、中平、腦根、四連、五靈。

【方法】採用多補少瀉手法。當病人能夠合作後，則淺刺輕刺（不捻轉）。

3.癲呆症：

【取穴】天靈、腋靈、尺快、中平、腦根等。

【方法】用補法或平補平瀉法。

（三）取穴及手法注意

如果第 1 針給了一定刺激後，病人在病狀上毫無改變，則可再刺第 2 針、第 3 針，同時捻轉加強刺激。當病人已出現休克前驅症狀時，應即退針，讓病人休息。

在恢復期禁用深刺重瀉手法，每次僅用 2～3 穴，淺刺不捻轉，並施以一般針灸，如針百會、太陽、人中、承漿、合谷、內關、神門、鳩尾、巨闕、中脘、天樞、足三

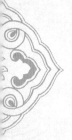

里、三陰交、行間、太敦等穴。若症狀復發，仍可繼續深刺奇穴。

附：過梁針法所用奇穴

陰委一：大腿外側，窩橫紋頭上 1 吋。

陰委二：大腿外側，窩橫紋頭上 2 吋。

陰委三：大腿外側，窩橫紋頭上 3 吋。

四連：大腿外側，窩橫紋頭上 4 吋。

五靈：大腿外側，窩橫紋頭上 5 吋。

靈寶：大腿外側，窩上約 6 吋處。

腋靈：胸大肌外上緣，前腋上肌緣處。

屈委陽：屈肘時，肘橫紋頭稍外方。

中平（手）：手中指第一指骨近第 3 掌骨橫紋上。

中平（足）：膝下 5 吋，脛腓骨之間。

腦根：足外踝與跟腱之間。

尺快：上肢伸側，經當腕橫紋至肘橫紋的中點。

十一、阻力針療法

阻力針法，又名動刺法，是在相應的活動中進行的一種針刺法，用於治療各種急慢性軟組織閉合性損傷。

（一）操作方法

令患者做疼痛的動作，在維持最疼痛的姿勢中，尋找其最痛點，然後在這個痛點下針，針達皮下後，用高頻震顫手法，頻率達每分鐘 200 次以上，在行手法的同時，讓患者重複做上述最疼痛的動作，直到疼痛消失或緩解為止。

（二）適應病症

各種軟組織的急慢性閉合性損傷。

（三）注意事項

1. 尋找最痛點要耐心細緻。

2. 嚴重的筋鍵斷裂傷、骨折及有內出血者禁用本穴。

十二、巨刺法療法

巨刺法是《內經》記載的左病取右，右病取左，左右交叉取穴施治的方法。《靈樞・官針》曰：「巨刺者，左取右，右取左。」由於經脈在人體大都有左右交會的腧穴，脈氣能左右相貫，故左經有病，取右經的腧穴也能治療，右經有病，常可取左經的腧穴而有效。

（一）針刺方法

巨刺時，一般應在與患側疼痛與活動障礙相對應的健側（部位相應、經絡相應、經穴相應）取穴和針刺，如治療右肩疼痛伴功能障礙可在左側相應的疼痛部位取穴（阿是穴），治右側牙痛，可取左側合谷等。

（二）適應症

巨刺主治肢體疼痛及功能障礙，如中風半身不遂、口眼歪斜、肩周炎、偏頭痛、坐骨神經痛、肋間神經痛等。

十三、金針療法

由純黃金製成的針具，根據不同病症在特定穴位進行針刺，並可留針 3~5 小時。

【主治】淋巴結核、狂症等。

十四、木針療法

用乾透的棗木製成狀如牛角的叫牛角針，狀如鴨嘴叫

鴨嘴針、木牛角針，它是由武當拳中手襯發展而來。鴨嘴針是道醫們以後改進形成，主要用於運動系疾病和頸、肩、腰、腿痛和內科雜病。

【具體操作】

1.**撥法**：用針頭沿經絡所循行的路線，左右撥動，用力由輕到重，以患者不感覺疼痛原則，而且不能損傷皮膚。

【作用】分離粘連，解除疼痛，行氣活血。

2.**刮法**：用木針的光滑背部，蘸些麻油或武當傷科的藥酒，在病人身體一定的部位反覆地刮。刮的順序是由上而下，由中間刮向兩側，刮時的順序一般應取單一方向，不宜來回刮，每次 20 次左右。

【作用】清暑、止吐、止瀉，治療痧症、各種急慢性疼痛。

3.**點法**：用針頭點壓穴位，用力由輕到重，以患者自覺有酸脹感為度，每穴點壓 24 次左右。

【作用】平衡陰陽，調節五行，行氣活血。

十五、水針療法

用硬木製成狀如牙刷的針體，在大頭的一面，鑽三個、7 個、9 個不等 2 毫米的大盲孔，裝上用桐木製成的 2 毫米粗，20 毫米長的平頭圓木棒，叫三星針、7 星針、9 星針，最多可達 24 星針。根據病情浸泡不同的藥水或藥酒備用。

【具體操作】先用武當傷筋藥酒將圓棒的一頭浸泡，然後沿經絡或特殊穴位作點打，這樣既可使藥物充分發揮

效果，又可使經絡受到刺激，得以調整。

叩打的節奏要一致，用力要勻，穴位要準確，經絡要規範。叩打後使患者感到舒適，局部發熱，痛苦減輕等感覺。

【作用】舒筋活血，祛風除濕，調和五行，平衡陰陽。

十六、火針療法

古稱「燔針」，是用金屬製成的粗針在火上燒紅後刺入人體的一定部位，多用於治療痺症，《靈樞·官針》篇中曰：「刺燔針取痺也」。

武當醫藥用火針除治療痺證外，還治療外科和傷科疾病。它有長火針用於深刺，有多頭火針用於表刺。長火針與現在臨床火針相同，在酒精燈上燒紅快速刺入肉內。多頭火針，是用鋼絲製成三頭至七頭的火針，在針頭上裹以棉花蘸桐油點燃，表面用薑汁浸透草紙曬乾鋪在穴位上，快速點刺皮膚，而達到治療的目的。

【具體操作】

1.深刺法：取長火針在酒精燈上燒紅，對準病變部位，迅速刺入，立即退出，隨用棉球壓迫針孔。

【主治】寒痺、癰疽、瘰癧、象皮腿等症。

2.表刺法：又稱毛刺，取多頭火針，針頭裹棉花浸桐油，將針頭棉花點燃，在患處墊二至七層火紙，用針輕輕地隔紙叩刺患處，一般叩刺三五分鐘，以患處皮膚潮紅，有輕度充血即可。

【主治】風濕痛及肌膚冷麻、慢性濕疹及頑癬。

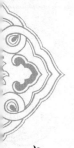

十七、瓷針療法

武當瓷針是由古代「砭石」發展而成，它是採用中國景德鎮所產的上等陶器廢片，打成一端有鋒利針尖的小片，經煮沸消毒，浸入藥酒中，用時取出。該針一般用來刺絡放血。在《黃帝內經・素問針解》篇中說：「苑陳則除之者，出惡血也。」《靈樞・官針》篇也說：「絡刺者，刺小絡之血脈也。」

這說明經絡脈壅滯，血瘀不通的疾病，在人體的特定部位淺表血管，放出少量的血液，排除血脈中鬱積的病邪，而達到治病的目的。

【操作方法】

1.緩刺法：先用橡皮帶在應刺穴上端束扎，術者用75%酒精嚴格消毒應刺部位的穴位或凸起的血管，用瓷針刺入 2 毫米左右，排出黑色血，待血變為紅赤色時，將橡皮帶解開，用消毒乾棉球按壓針孔。適用於肘部、頭部、膕窩放血。

【主治】急性損傷、中暑、疔瘡、腦出血。

2.速刺法：用左手拇指、食指和中指捏緊應刺部位，右手持瓷針，局部消毒後，即速刺入 2 毫米左右，立即取出，然後用手擠壓局部，使之出血，適用於刺十二井穴、十宣穴。

【主治】高熱驚厥、中風昏迷、中暑、喉蛾等。

3.圍刺法：在應刺部位消毒後，用瓷針由外向內點刺數針，然後用火罐吸拔，使惡血出盡，以消腫痛。

【主治】丹毒、癰瘡、外傷性瘀血性疼痛。

使用瓷針注意事項：

（1）針具要求上等瓷器廢片製成，針尖要求鋒利，用前要煮沸消毒。

（2）所針局部針前嚴格消毒，針後用消毒乾棉球壓迫針孔，以免感染。

（3）氣血兩虧的虛症，平時常有自發性出血不止患者，不宜使用本法治療。

十八、蛭針療法

是用活水蛭，即「螞蟥」吮取血液的一種治療方法。唐代名醫陳藏器所撰《本草拾遺》云：「赤白丹腫……以水蛭十餘枚，令㕮病處，取皮皺肉白為效，冬令無蛭，地中掘取，暖水養之令動，先淨人皮膚，以竹筒盛蛭，合之，須臾咬㕮，血滿自脫，更用飢者。」明代名醫薛己，在其醫案中載有：「蛭針法，治癰疽初作，先以筆管一個，入螞蟥一條，以管口對瘡頭，使蛭吮膿血，其毒即散，如其瘡大，須按三四條。」近些年來，國內醫學界用此法者甚少，俄羅斯則廣泛使用，治療病種逐漸擴大，是一種很有開發價值的治療方法。

【具體操作方法】在患處塗少許香油，用刮痧板如刮痧樣刮致患處顯出紅色，用瓷針點破，即以水蛭口吮去毒血，此亦是排毒汁一種良法。

【主治】一切陽性瘡瘍、癰、疽、毒蛇咬傷等，亦可辨證用穴位對症治療熱痺及局部急性炎症。

十九、蜂針療法

養蜜蜂數箱，醫生透過訓練，能捉蜂身體，將尾部對

準病灶，蜜蜂會射出毒箭，代替針刺，亦有訓練蜜蜂，由細竹管通過，將尾部對準患處，讓蜜蜂射出毒箭，而達到治療目的。

【功用】蜂針現在研究單位較多，各自有自己的心得體會，武當道醫用蜂針主要是祛風解毒、消腫消塊，用於風濕、類風濕及頑惡瘡瘍。

二十、武當周天針

武當周天針是恩師朱誠德大師傳授，它根據道教小周天丹功所循行督脈和任脈路線，摸索出 12 個有效穴位。在背部有 10 個穴位，在腹部有 2 個穴位，操作方便，不受時間和地點的限制，其方法安全，療效可靠，應用範圍廣泛。

【針具】道醫多以黃金製成的針具，針粗 0.6 毫米，針長 8 公分，針體長多 6 公分。

【穴位】背部共 10 穴，從胸椎 2～6 椎體棘突上共 5 穴，胸 12、腰 2、腰 4、大椎穴、骶椎 3 共 5 穴。

【針法】嚴格消毒針具，針前嚴格消毒皮膚，針體與背部呈 30 度，進針於皮下，沿脊椎棘突上緣進針，下達到所需深度，不用手法留針 1～8 小時。

【對症取穴】根據治療的需要，所取穴位不同，以下根據所治病症，介紹自己取穴方法。

（一）脊椎穴位

1. 皮膚與瘡瘍性疾病，如濕疹、牛皮癬、急性蜂窩組織炎、疔瘡、癰瘡、急性乳腺炎等症。

【取穴】第 2 胸椎、第 6 胸椎。

2. 扁桃腺炎、咽炎。

【取穴】大椎、第6胸椎。

3. 神經性頭痛，失眠多夢。

【取穴】第5胸椎、第6胸椎。

4. 多種關節痛。

【取穴】第6胸椎、第2腰椎。

5. 偏癱、小兒麻痺症。

【取穴】第5、6胸椎、第4腰椎、骶椎3。

6. 咳嗽、哮喘、支氣管炎。

【取穴】第3胸椎、第6胸椎。

7. 胃潰瘍、消化道潰瘍。

【取穴】第6胸椎、第12胸椎。

8. 糖尿病、陽痿、婦科病。

【取穴】第6胸椎、第2腰椎、第4腰椎。

9. 腰肌勞損、坐骨神經痛、急性筋膜炎、臀部肌膜炎。

【取穴】第6胸椎、第4腰椎。

10. 頸椎病，肩周炎。

【取穴】大椎、胸2、胸6椎。

（二）腹部穴位

腹部共2穴；膻中一下脘，臍下一中極。

【針法】先將針刺入皮內，再沿皮內下透至下穴。

（三）對症取穴

1. 上焦病，中焦病。

【取穴】膻中透下脘。

2. 下焦病、婦科病、生殖系統病。

【取穴】臍下透中極。

二十一、常用特效穴位

1. 印堂治哮喘。

2. 中極治落枕。

3. 申脈治肩周炎。

4. 風池治踝關節扭傷。

5. 孔最治腰痛。

6. 止瀉穴治腸炎。

7. 然谷治慢性咽喉炎。

8. 條口透永山穴治凍結肩。

二十二、子午流注針法

子午流注是按日時干支，配合井、滎、輸、（原）、經、合穴取穴針刺的一種方法，按其配穴方法不同，又可分為納甲法、納子法和養子時刻注穴法。

為便於掌握子午流注針法，首先要瞭解古代時間表示法等基礎知識。

（一）古代時間表示法

中國古代是以天干、地支及其組合來表示年、月、日、時的。

天干是指甲、乙、丙、丁、戊、己、庚、辛、壬、癸，天干十個，又稱十天干，我們將其排成十個序數；

地支是指子、丑、寅、卯、辰、巳、午、未、申、酉、戌、亥，地支十二，又稱十二地支，我們將其排成十二個序數。

以天干的第 1 個數與地支的第 1 個數相配便是甲子，天干的第 2 個數與地支第 2 個數相配便是乙丑，依此排列下去便是丙寅、丁卯、戊辰、己巳……癸亥。

由於天干為十數，地支為十二數，因此，天干六輪，地支五回，成六十周，方能再輪迴至甲子，所以稱六十環周為一花甲。凡紀年、紀月、紀日、紀時均如此干支相配（見表 2-1-1）。

表 2-1-1　干支相配六十環周表

甲子（1）	乙丑	丙寅	丁卯	戊辰	己巳	庚午	辛未	壬申	癸酉
甲戌（11）	乙亥	丙子	丁丑	戊寅	己卯	庚辰	辛巳	壬午	癸未
甲申（21）	乙酉	丙戌	丁亥	戊子	己丑	庚寅	辛卯	壬辰	癸巳
甲午（31）	乙未	丙申	丁酉	戊戌	己亥	庚子	辛丑	壬寅	癸卯
甲辰（41）	乙巳	丙午	丁未	戊申	己酉	庚戌	辛亥	壬子	癸丑
甲寅（51）	乙卯	丙辰	丁巳	戊午	己未	庚申	辛酉	壬戌	癸亥

（二）支干的陰陽代數

按天干與地支的順序以數字代之，則以奇偶數分為陰陽。凡奇數 1、3、5、7、9、11 為陽，偶數 2、4、6、8、10、12 為陰（見表 2-1-2）

表 2-1-2　干支陰陽序數表

陰陽	陽	陰	陽	陰	陽	陰	陽	陰	陽	陰	陽	陰
代數	1	2	3	4	5	6	7	8	9	10	11	12
天干	甲	乙	丙	丁	戊	己	庚	辛	壬	癸		
地支	子	丑	寅	卯	辰	巳	午	未	申	酉	戌	亥

（三）支干的五行屬性

與四時方位有關。

天干為：東方甲乙木，南方丙丁火，中央戊己土，西方庚辛金，北方壬癸水。

地支為：東方春寅卯木，南方夏巳午火，中央長夏辰戌丑未土，西方秋申酉金，北方冬亥子水。

（四）時辰的時間分配

一日十二個時辰的現代時間分配為，子時為夜半23～1時，丑時為1～3時，寅時為3～5時，卯時為5～7時，辰時為7～9時，巳時為9～11時，午時為11～13時，未時為13～15時，申時為15～17時，酉時為17～19時，戌時為19～21時，亥時為21～23時。

（五）納甲法

納甲法也叫納干（天干）法，是十二經脈納入天干之法（見表2-1-3）

表2-1-3　十二經脈納甲法

天干	甲	乙	丙	丁	戊	己	庚	辛	壬	癸
臟腑	膽	肝	小腸	心	胃	脾	大腸	肺	膀胱三焦	腎包絡

（六）十二經納甲歌

甲膽乙肝丙小腸，丁心戊胃己脾鄉。

庚屬大腸辛屬肺，壬屬膀胱癸腎臟。

三焦亦向壬中寄，包絡同歸入癸方。

（七）子午流注逐日按時定穴歌

明·徐風《針灸大全》中記有《子午流注逐日按時定穴歌》。錄下：

甲日戌時膽竅陰，丙子時中前谷滎。戊寅陷谷陽明輸，反本丘墟木在寅。庚辰經注陽谿穴，壬午膀胱委中尋。甲申時納三焦水，滎合天干取液門。

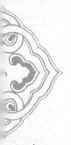

乙日酉時肝大敦，丁亥時滎少府心。己丑太白太衝穴，辛卯經渠是肺經。癸巳腎宮陰谷合，乙未勞宮火穴滎。

丙日申時少澤當，戊戌內庭治脹康。庚子時在三間輸，本原腕骨可祛黃。壬寅經火崑崙上，甲辰陽陵泉合長。丙午時受三焦火，中渚之中仔細詳。

丁日未時心少衝，己酉大都脾土逢。辛亥太淵神門穴，癸丑復溜腎經通。乙卯肝經曲泉合，丁巳包絡大陵中。

戊日午時厲兌先，庚申滎穴二間選。壬戌膀胱尋束骨，衝陽土穴必還原。甲子膽經陽輔是，丙寅小海穴安然。戊辰氣納三焦脈，經穴支溝刺必痊。

己日巳時隱白始，辛未時中魚際取。癸酉太谿太白原，乙亥中封內踝比。丁丑時合少海心，己卯間使包絡止。

庚日辰時合陽居，壬午膀胱通谷之。甲申臨泣為輸木，合谷金原返本歸。丙戌小腸陽谷火，戊子時居三里宜。庚寅氣納三焦合，天井之中不用疑。

辛日卯時少商本，癸巳然谷何須忖。乙未太衝原太淵，丁酉心經靈道引。己亥脾合陰陵泉，辛丑曲澤包絡準。

壬日寅時起至陰，甲辰脈膽俠谿滎。丙午小腸後谿腧，返求京骨本原尋。三焦寄有陽池穴，返本還原似的親。戊申時註解谿胃，大腸庚戌曲池真。壬子氣納三焦寄，井穴關衝一片金。關衝屬金壬屬水，子母相生恩義深。

癸日亥時井湧泉，乙丑行間穴必然。丁卯腧穴神門是，本尋腎水太谿原。包絡大陵原並過，己巳商丘內踝邊。辛未肺經合尺澤，癸酉中衝包絡連。子午截時安定穴，流傳後學莫忘言。

（八）閉時開穴歌

按《子午流注逐日按時定穴歌》取穴，十日一周中有 24 個時辰無穴可開，稱為閉時，又稱閉穴。為彌補此缺陷，有人根據六甲週期、陽進陰退開井穴、陽日陽時開陽穴、陰日陰時開陰穴和地支順時推時等開穴原則，進行推算，補齊了 24 個閉穴，補穴如下：

甲寅閉時開俠谿，甲午時上用臨泣。己巳太衝穴正旺，己未商丘穴不虛。

丙辰時上後谿穴，庚午時開是陽谿。辛巳時至經渠盛，辛酉時到尺澤居。

壬辰閉時有崑崙，壬申時開委中齊。癸卯然谷穴已至，癸未時上是太谿。

（九）五輸穴配合陰陽五行

納甲法依各經所納天干之陰陽五行確定日時，然後再依五輸穴之陰陽五行屬性推流注次序。五輸穴的陰陽五行屬性如《難經‧六十四難》言：「陰井木、陽井金、陰滎火、陽滎水、陰輸土、陽輸木、陰經金、陽經火、陰合水、陽合土」。十二經五輸穴具體陰陽五行屬性（見表2-1-4）。

表 2-1-4　五輪穴陰陽五行歸屬表

陽經六輪						
經別＼穴名	井（金）	滎（水）	輸（木）	原	經（火）	合（土）
膽（木）	竅陰	俠谿	臨泣	丘墟	陽輔	陽陵泉
小腸（火）	少澤	前谷	後谿	腕骨	陽谷	小海
胃（土）	厲兌	內庭	陷谷	衝陽	解谿	足三里
大腸（金）	商陽	二間	三間	合谷	陽谿	曲池
膀胱（水）	至陰	通谷	束骨	京骨	崑崙	委中
三焦	關衝	液門	中渚	陽池	支溝	天井

陰經五輪				
經別＼穴名	井（金）	滎（水）	輸（木）	經（火）	合（土）
膽（木）	大敦	行間	太衝	中封	曲泉
心（火）	少衝	少府	神門	靈道	少海
脾（土）	隱白	大都	太白	商丘	陰陵泉
肺（金）	少商	魚際	太淵	經渠	尺澤
腎（水）	湧泉	然谷	太谿	復溜	陰谷
心包	中衝	勞宮	大陵	間使	曲澤

（十）納甲常規開穴法

陽進陰退，井穴為始，這裡的陽指天干，陰指地支，即是說天干按順序推進，而地支則從戌時起，按酉申未午巳辰卯寅亥的倒退次序與天干配合開各經井穴（見表 2-1-5）

從表 5 可以看出天干為陽主順序前進，而地支則陰主逐次後退，這是開井穴必須掌握的。

表 2-1-5　納甲法按時開井穴表

日干	甲	乙	丙	丁	戊	己	庚	辛	壬	癸
時	甲	乙	丙	丁	戊	己	庚	辛	壬	癸
辰	→戌→	→酉→	→申→	→未→	→午→	→巳→	→辰→	→卯→	→寅→	→亥→
經脈	膽	肝	小腸	心	胃	脾	大腸	肺	膀胱	腎
井穴	竅陰	大敦	少澤	少衝	厲兌	隱白	商陽	少商	至陰	湧泉

【註】→陽進　　→陰退

1.經生經，穴生穴：

在開出井穴之後，則按十二經脈及五輸穴的五行相生規律，以經生經，穴生穴依次開出。如甲日戌時開竅陰穴之後，甲為膽經為陽木，應生陽火為丙小腸。井竅陰穴屬金，應生小腸滎水穴前谷。繼而小腸火生陽土為戊胃，滎水穴後應生輸木穴胃經陷谷。戊胃土應生陽金為庚大腸，輸木穴後應生經火穴即大腸經陽谿穴。庚大腸金應生陽水為壬膀胱，經火穴應生陽土合穴為膀胱合穴委中。餘穴皆仿此。

2.陽日陽時開陽穴，陰日陰時開陰穴：

陽日指天干屬陽干者，即甲、丙、戊、庚、壬日，陽時指地支屬陽支者，即子、寅、辰、午、申、戌。如甲日甲戌時開膽經井穴足竅陰，足竅陰為陽經陽穴，下一時辰乙亥為陰時不開穴，再下一個時辰丙子為陽時開小腸經滎穴前谷，依此類推。陰日指天干屬陰干者，即乙、丁、

己、辛、癸日，陰時指地支屬陰支者，即丑、卯、巳、未、酉、亥。如乙日乙酉時開肝經井穴大敦，大敦為陰經陰穴，下一時辰丙戌為陽時不開穴，再下一個時辰丁亥為陰時開心經滎少府，依此類推。

3.返本還原，陽經遇輸過原，陰經以輸代原：

就是每逢開輸穴的同時，就要開當日本經的原穴。陽經各有單獨的原穴，陰經則以輸代原。如甲日遇開輸穴是胃經陷谷，同時過原開膽經原穴丘墟。乙日遇開輸穴是脾經太白，同時過原開肝經原穴太衝、太衝即是肝經輸穴。故言代原，餘皆類推。

4.氣納三焦開生我穴，血歸包絡開我生穴：

三焦主持諸氣，氣為陽，所以凡是陽經開到合穴，下一陽時隨應氣納三焦，開生我穴。這裡「我」指井穴所屬的經。例如甲日戌時開膽井竅陰，轉注乙日繼續開陽時，到了壬午開合穴，下一陽時甲申，便要開三焦屬水的滎穴液門，因為膽屬木，水生木就是生我的關係。餘可類推。血歸包絡，血為陰，所以凡是陰經開到合穴，下一陰時就要血歸包絡，開我生穴。例如乙日酉時開肝經井穴大敦，下一陰時丁亥開心經滎穴少府，轉注丙日繼續開陰穴時，到癸巳時開腎經合穴，陰谷後下一陰時己未，便要血歸包絡，開心包經我生穴。肝屬木，木生火，所以開心包經滎穴勞宮，餘可類推。

【使用方法】

（1）合日互用開穴法：根據甲與己合，乙與庚合，丙與辛合，丁與壬合，戊與癸合之規律，稱甲己二日為合

日，乙庚二日為合日，丙辛二日為合日，丁壬二日為合日，戊癸二日為合日。根據病情之需要，透過辨證，若本日所開五輸穴不符病情之需要，又恰為合日經脈之病證，就可採取合日互用開穴法。如甲日本為膽經日，恰遇脾經病候或脾經五輸穴主治病證，那麼甲戌時所開井穴竅陰則可用己日最近以來開井穴隱白，丙子所開滎穴前谷，則可開脾經滎穴大都。經配經、輸配輸，合配合，宗旨類推，則為合日互用。

（2）**剛柔相濟開穴法**：依照甲己化土，乙庚化金，丙辛化水，丁壬化木，戊癸化火之原則，選陰陽合化之經，取剛柔相濟之穴同開之法，即是剛柔相濟開穴法。如陰日陰時開陰經穴，但患者病症屬於合化之陽經病證時則可採用此法。例如乙日酉時開肝經井穴大敦，但病屬大腸經病候，大敦屬陰經木穴，依照乙庚化金的原則，可同時開大腸經之陽經木穴為輸穴三間。陽日陽時開陽經穴，若患者病症屬合化之陰經病證時亦如此。如患病為肺經病候，遇丙日申時開小腸井金少澤穴，則依照丙辛化水，同時開肺經金穴經渠。剛柔相濟，可收陰陽協調使氣血歸於權衡之效。

（3）**表裏相合開穴法**：依照陰陽經脈有表裏相合之關係，臨床上遇到表裏相合經脈之病候時則可同時相應之時穴。如丁日未時開心經井穴少衝，但病屬小腸經病候，則同開小腸經井穴少澤，至己酉脾經開滎穴大都時，則同時開小腸經滎穴前谷，辛亥開太淵輸穴時則同時開神門（過原）及小腸經輸穴後谿。餘皆類推。

（4）順時相生開穴法：根據病情需要，可將值日所開五輸穴順序開一層兩層，甚至全部開出。如患胃痛病患者於甲日來診則可自甲日戌時開膽井竅陰，至丙子時開小腸滎穴前谷，到戊寅時開胃經輸穴陷谷及膽原丘墟。此為順時三層開穴法。

（十一）納子法

納子法也叫納支（地支）法，是十二經脈納於地支之法（見表2-1-6）。其歌訣為：

肺寅大卯胃辰宮，脾巳心午小未中。

申膀酉腎心包戌，亥三子膽丑肝通。

表2-1-6　十二經脈納子表

地支	寅	卯	辰	巳	午	未	申	酉	戌	亥	子	丑
經脈	肺	大腸	胃	脾	心	小腸	膀胱	腎	心包	三焦	膽	肝

納子開穴法有補母瀉子法、主客開穴法等幾種。

1.補母瀉子法：

是根據十二經脈所納入的地支時辰順序，依十二經及五輸穴的五行屬性，按生剋制化關係，遵照「虛則補其母，實則瀉其子」的原則來取穴治療的。對手太陰肺經生病，肺屬金，它的母穴是屬土的太淵穴，子穴是屬水的尺澤穴。如果肺經邪氣實，就在肺氣方盛的寅時，取尺澤穴行瀉法：如果正氣虛，又應當在肺氣方衰的卯時取太淵穴行補法。若遇補瀉時辰已過，或遇各經不虛不實之證，亦可選取與本經同一屬性之經穴，又稱本穴，或取本經原穴進行治療。如肺經本穴為經渠，原穴為太淵。十二經脈補母瀉子取穴（見表2-1-7）。

表 2-1-7　十二經脈補母瀉子取穴表

流注				補法		瀉法		本穴	原穴
經別	五行	時間	病候舉例	母穴	時間	子穴	時間	本穴	原穴
肺	辛金	寅	咳嗽、心煩、胸滿	太淵	卯	尺澤	寅	經渠	太淵
大腸	庚金	卯	齒痛、咽喉及面口鼻疾	曲池	辰	二間	卯	商陽	合谷
胃	戊土	辰	腹脹、煩滿、腳氣	解谿	巳	厲兌	辰	三里	衝陽
脾	己土	巳	舌本強、腹脹滿、體重、黃疸	大都	午	商丘	巳	太白	太白
心	丁火	午	咽乾、舌痛、掌熱	少衝	未	神門	午	少府	神門
小腸	丙火	未	項強、頷腫、肩痛	後谿	申	小海	未	陽谷	腕骨
膀胱	壬水	申	頭頸腰背臀部痛、癲疾	至陰	酉	束骨	申	通谷	京骨
腎	癸水	酉	心悸、腰痛、少氣	復溜	戌	湧泉	酉	陰谷	太谿
心包	丁火	戌	痙攣、心煩、脅痛、妄笑	中衝	亥	大陵	戌	勞宮	大陵
三焦	丙火	亥	耳聾、目痛、喉痺、癃閉	中渚	子	天井	亥	支溝	陽池
膽	甲木	子	頭痛、脅痛、瘧疾	俠谿	丑	陽輔	子	臨泣	丘墟
肝	乙木	丑	脅痛、疝氣、嘔逆	曲泉	寅	行間	丑	大敦	太衝

2.主客開穴法：

本法是將所病經脈原穴作為主穴，將與其相表裏的經脈的絡穴作為著客穴按時配穴的方法。如肺經，其日庚

辛、肺經有病時，庚辛之日選定寅時取原穴太淵為主。配大腸經絡穴偏歷為客，或於卯時補太淵時配以偏歷，餘經類推。

3.一日六十六法：

納支法的靈活運用，古來就很重視。金・竇漢卿氏在《標幽賦》中說：「一日取六十六穴之法，方見幽微」，即是納支法的擴展用法。就是說按十二經納支之時辰，陽時取陽經五輸穴原穴為六穴，陰時取陰經五輸穴為五穴，十二時辰中則十二經六十六穴全取。此法亦要根據辨證之需要，按時辰之先後靈活選取各穴針治。

4.循經開穴法：

根據十二經脈納支之時辰，按照病情之需要，分經辨證後，定時選取值時之經脈中適當的輸穴進行治療的方法，則為循經開穴法。此法並不固定於五輸穴及原穴，運用起來更加靈活。

（十二）養子時刻注穴法

所謂「養子」，為五行母子相生；「時刻」，即十二時辰與百刻（古人用銅壺滴漏將一晝夜分為百刻）；「注穴」，指十二經氣血各至本時注入所括之穴。這是一種逐日按時按刻開穴的取穴方法。

開穴方法：

此法以時干為主，每一時辰相生養子五度，各注井滎輸經合五穴，每穴約占 1.666666 刻，合 24 分鐘開一穴，每日十二時辰開六十穴合為百刻（加逢輸過原為六十六穴）。其五輸穴的開穴原則與納甲法相同，先開與本時辰

之時干相應經脈的井穴，然後依照「陽進開陽經穴」「陰時開陰經穴」及「經生經」「穴生穴」的原則，開本時辰其他四穴。

每時辰相生五經，流注五穴，凡遇次日陽干重見時納三焦五輸穴，陰干重見時納包絡五輸穴。

例如：諸日甲時（包括甲子、甲寅、甲辰、甲午、甲申、甲戌），甲為陽木，先開膽經井穴竅陰，然後按上述原則，順序開小腸經滎穴前谷、胃經輸穴陷谷，返本還原，過膽原丘墟，大腸經經穴陽谿，膀胱經合穴委中（納穴除外）。一時辰開五穴，每24分鐘開一穴。

各日乙時（包括乙丑、乙卯、乙巳、乙未、乙酉、乙亥）乙為陰木，故肝始井穴大敦（木），木生心滎少府（火），火生脾俞太白（土），過肝原太衝，土生肺經經渠（金），金生腎合陰谷（水）（納穴例外）。餘皆類推。

納穴方法為本日日干上一個天干為當天時干的時辰，即為納穴（如果一日出現兩個，則以前一個為準），時干屬陽者納三焦，時干屬陰者納包絡。

如乙日上一個天干為甲，乙日裡的甲申時即為納穴，甲屬陽，當納三焦，開關衝，液門，中渚過陽池，支溝，天井。

壬日上一個天干為辛，壬日中以辛為時干的有辛丑和辛亥時，辛丑在前，為納穴，辛屬陰。納包絡，開中衝，勞宮，大陵，間使，曲澤，餘皆仿此。

「養子時刻注穴」逐日按時開穴，見表2-1-8、表2-1-9。

表 2-1-8　「養子時刻注穴」逐日按時開穴（陽）表

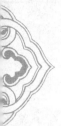

日干	時干支	時間	分				
		時	1-24	24-28	48-72	72-90	90-120
甲、己 戊、癸 丁、壬 丙、辛 庚 甲、己	甲子 甲寅 甲辰 甲午 甲申 甲戌	23-1 3-5 7-9 11-13 15-17 19-21	竅陰	前谷	陷谷過丘墟	陽谷	委中
乙	甲申	15-17	關衝	液門	中渚過陽池	支溝	天井
乙、庚 甲、己 戊、癸 壬 丙、辛 乙、庚	丙子 丙寅 丙辰 丙午 丙申 丙戌	23-1 3-5 7-9 11-13 15-17 19-21	少澤	內庭	三間過腕骨	崑崙	陽陵泉
丁	丙午	11-13	關衝	液門	中渚過陽池	支溝	天井
丙、辛 乙、庚 甲 戊、癸 丁、壬 丙、辛	戊子 戊寅 戊辰 戊午 戊申 戊戌	23-1 3-5 7-9 11-13 15-17 19-21	厲兌	二間	束骨過衝陽	陽輔	小海
已	戊辰	7-9	關衝	液門	中渚過陽池	支溝	天井

日干	時干支	時間	商陽	通谷	臨泣過合谷	陽谷	足三里
丁、壬 丙 乙、庚 甲、己 戊、癸 丁、壬	庚子 庚寅 庚辰 庚午 庚申 庚戌	23-1 3-5 7-9 11-13 15-17 19-21	商陽	通谷	臨泣過合谷	陽谷	足三里
辛	庚寅	3-5	關衝	液門	中渚過陽池	支溝	天井
戊 丁、壬 丙、辛 乙、庚 甲、己 戊、癸	壬子 壬寅 壬辰 壬午 壬申 壬戌	23-1 3-5 7-9 11-13 15-17 19-21	至陰	俠谿	後谿過京骨	解谿	曲池
癸	壬子	23-1	關衝	液門	中渚過陽池	支溝	天井

表 2-1-9　「養子時刻注穴」逐日按時開穴（陰）表

日干	時干支	時間	分				
		時	1-24	24-28	48-72	72-90	90-120
甲、已 戊、癸 丁、壬 辛 乙、庚 甲、己	乙丑 乙卯 乙巳 乙未 乙酉 乙亥	1-3 5-7 9-11 13-15 17-19 21-23	大敦	少府	太白過太衝	經渠	陰谷
丙	乙未	13-15	中衝	勞宮	大陵	間使	曲澤

乙、庚	丁丑	1-3	少衝	大都	太淵過神門	復溜	曲泉
甲、己	丁卯	5-7					
癸、丁壬	丁巳	9-11					
	丁未	13-15					
丙、辛	丁酉	17-19					
乙、庚	丁亥	21-23					
戊	丁巳	9-11	中衝	勞宮	大陵	間使	曲澤
丁	丙午	11-13	關衝	液門	中渚過陽池	支溝	天井
丙、辛	己丑	1-3	隱白	魚際	太谿過太白	中封	少海
乙	己卯	5-7					
甲、己	己巳	9-11					
戊、癸	己未	13-15					
丁、壬	己酉	17-19					
丙、辛	己亥	21-23					
庚	己卯	5-7	中衝	勞宮	大陵	間使	曲澤
丁	辛丑	1-3	少商	然谷	太衝過太淵	靈道	陰陵泉
丙、辛	辛卯	5-7					
乙、庚	辛巳	9-11					
甲、己	辛未	13-15					
戊、癸	辛酉	17-19					
丁、壬	辛亥	21-23					
壬	辛丑	1-3	中衝	勞宮	太陵	間使	曲澤
戊、癸	癸丑	1-3	湧泉	行間	神門過太谿	商丘	尺澤
丁、壬	癸卯	5-7					
丙、辛	癸巳	9-11					
乙、庚	癸未	13-15					
己	癸酉	17-19					
戊、癸	癸亥	21-23					
甲	癸酉	17-19	中衝	勞宮	大陵	間使	曲澤

【使用方法】

（1）**按時取穴**：患者就診時，按氣血流注所開之穴，恰與病情相符，則及時取用借用有利時機調理氣血。如與病情不符，可取用相合時辰的開穴，或按生剋運化規律取穴治療。

（2）**定時取穴**：對慢性病，可約定流注開穴與病情相適的時間來治療。五臟病可定於每月陰時，六腑病可定於每月陽時。如脾經病可約各月的丑、卯、巳、未等時辰針刺治療，這些時辰均有脾經的開穴。

（3）**按相合規律開穴**：按照甲與乙合，乙與庚合，丙與辛合，丁與壬會，戊與癸合的規律，可以互用相合時辰的開穴。如甲時順序開竅陰、前谷、陷谷、陽谷、委中的同時可順序取用己時的開穴隱白、魚際、太谿、中封、少海（不能互用所過原穴）。即開竅陰時可取用太谿，以此類推。

（4）**按生剋運化配穴**：凡值生我我生，乃氣血生旺之時，故可辨虛實而刺之。方法是開本經井穴時則配生我我生經的井穴；開本滎穴時則配生我我生經的滎穴。如膽經病開滎穴俠谿時，虛則補其母，當補膀胱經滎穴通谷；實則瀉其子，當瀉小腸經滎穴前谷。開肝經合穴曲泉時，虛則補腎經合穴陰谷，實則瀉心經合穴少海。

二十三、靈龜八法針法

據晉安帝在位時的《類書》記載：「有華陰縣縣令徐子平，棄官入道，隱居於武當砂朗澗釣魚台之下，洞明針灸，演九宮八卦，以針療疾隨手而瘥。」

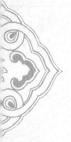

根據此文所載和恩師朱誠德道醫記憶，他說：靈龜八卦針法是晉代徐子平所創，據徐子平觀察到「武當山靈龜」背部的花紋非常奇特，隨精心細品，悟出龜背花紋與八卦相似，以此演示九宮八卦，並將其用於針灸術中，取名曰「靈龜八卦針法」。

此法臨床效果非常好，作為秘法在武當山道教弟子中世代相傳，道規所定，此法不准傳出教外，直到宋末有武當道教的道醫雲遊至河南少室山，才將此術傳給金代名醫竇漢卿，竇氏在 1295 年所著《針經指南》中，此種針法才公佈於世，名曰《靈龜八法》。

靈龜八法針法，是運用「九宮八卦」學說，結合與奇經八脈相交會的八個十二正經的腧穴，此曰時干支推算，按時取穴的一種針法，因其所取穴位是與奇經八脈的交會穴，主治的疾病又是與奇經八脈相通合的部位、臟器有關，故而又稱此法為「奇經納甲針法」。西方稱靈龜八法為「最佳時間針刺法療法」。

靈龜八法根據洛書戴九履一、左三右七、二四為肩，八六為足，五居中的九宮數字，每宮再配上一條奇經和與之相應的八脈交會穴，就成為：

1—申脈→2、5—照海；

3—外關→4—足臨泣；

6—公孫→7—後谿；

8—內關→9—列缺。

靈龜八法所依據的另一基本理論是「八脈交會」。八脈，即是奇經八脈的督、任、衝、帶、陰維、陽維、陰

蹻、陽蹻。

交會：一是指奇經八脈與十二正經交會相通的八個腧穴。它們是：

小腸經後谿—督脈→肺經列缺—任脈；

脾經公孫—衝脈→膽經臨泣—帶脈；

腎經照海—陰蹻→膀胱經申脈—陽蹻；

心胞經內關—陰維→三焦經外關—陽維；

以上八穴，固定八脈與十二正經交會的穴位，故稱「八脈交會穴」。

公孫→內關，合於心、胃、胸。

後谿→申脈，合於目內眥、頸項、耳、臑、小腸。

臨泣→外關，合於目銳眥、耳後、頸項、肩。

列缺→照海，合於肺系、咽喉、胸膈。

以上相互溝通的兩個八脈交會穴，古人比之為父母、夫妻、男女、主客。臨床應用時，取其中一個為主穴，另一個為配穴，兩穴相配，主治其相合臟腑及部位的病症。如：公孫與內關相配，主治心胃和胸部的病變等。

使用靈龜八法針法，就需要知道何時開何穴。要知道開穴的時間，必須會用干支推算法和以上所介紹的八穴與八脈，八脈交會部位及其主治範圍。

為方便記憶，我們將以上內容編成一個歌訣，這樣對背誦和用之臨床都極為方便。

內關相應是公孫，陰維衝脈胸胃心。

外關臨泣陽維帶，目銳耳後頸肩行。

列缺照海任陰蹻，肺系胸膈及喉嚨。

後谿申脈督陽蹻，目皆頸項耳肩腸。

（一）奇經八脈穴納卦

九宮八卦每卦各有其位，各有定數，八穴與之相配亦各有所屬。

坎一連申脈，照海坤二五。

震三屬外關，巽四臨泣數。

乾六是公孫，兌七後谿府。

艮八係內關，離九列缺主。

（二）日干、時干的代數

日干、日支、時干、時支各有其不同的代表數。運用「靈龜八法」的第一步就是要熟記各個代數，這是關鍵。如下表：

表2-1-10　八法逐日天干代數表

代數	10	9	7	8	7	10	9	7	8	7
日干	甲	乙	丙	丁	戊	己	庚	辛	壬	癸

從表中可以明顯看出，十天干分為二部分，代表數是按「十、九、七、八、七」的規律排列，只要把十九七八七念上幾遍是不難記住的。

表2-1-11　八法逐日地支代表數

代數	7	10	8	8	10	7	7	10	9	9	10	7
地支	子	丑	寅	卯	辰	巳	午	未	申	酉	戌	亥

地支的代表數乍一看很難記住，但若將十二個地支按順序每三個分為一段，上面代表數也如此分段就容易記了，上面數字斷成了「七十八，八十七，七十九，九十七」，如果多念幾遍很快就會記住。

表 2-1-12　八法臨時干支代表數

代數	9	8	7	6	5	4	9	8	7	6	5	4
天干	甲	乙	丙	丁	戊		己	庚	辛	壬	癸	
地支	子	丑	寅	卯	辰	巳	午	未	申	酉	戌	亥

　　從表中可以看出，十天干、十二地支各斷其半，順序下排，其代表數字則是從「9」至「5」或「4」的倒數序數，只要記住了「九八七六五」或「九八七六五四」就解決問題了。

（三）納卦納穴的計算方法

　　首先將日干的代數、日支的代數、時干的代數、時支的代數這四個數字加在一起得出和。例如，甲子日甲子時的和是：$10 + 7 + 9 + 9 = 35$。

　　按日干將日分為陽日和陰日，日干是甲丙戊庚壬者為陽日，日干是乙丁己辛癸者為陰日。將日、時干支的和按「陽除 9，陰除 6」的原則處理，得商數之餘數，餘數就是各卦的代表數。如甲子日甲子時的和是 35，那麼 $35 \div 9 = 3 \cdots\cdots 8$，「8」屬「艮卦」，穴起內關穴。

　　再如乙酉日丙子時，算法是：

　　$(9+9+7+9) \div 6 = 34 \div 6 = 5 \cdots\cdots 4$。

　　「4」屬「巽卦」，取足臨泣穴。

二十四、飛騰八法針法

　　飛騰八法也是以八脈八穴為基礎，按時開穴的一種取穴方法。它的運用和靈龜八法略不同。本法不論日干支和時干支，均以天干取穴，只要將每日時天干推出便可將納入卦上之八穴找出（見下表）。

表 2-1-13　八穴八卦天干配合表

壬甲	丙	戊	庚	辛	乙癸	己	丁
公孫	內關	臨泣	外關	後谿	申脈	列缺	照海
乾	艮	坎	震	巽	坤	離	兌

飛騰八法歌

壬甲公孫即是乾，丙居艮上內關然。

戊為臨泣生坎水，庚屬外關震相連。

辛上後谿裝巽卦，乙癸申脈到坤傳。

己土列缺南離上，丁居照海兌金全。

例如本日天干是甲或是己，那麼按「五子建元歌」則「甲己起甲子」，即子時上起甲，丑時上起乙……若在上午 9 時半來診者，則當巳時起己，那麼「己土列缺南離上」則開列缺配照海即是。下一時辰為午時，則起庚，「庚屬外關震相連」，即取外關與足臨泣。

五子建元歌

甲己起甲子

乙庚起丙子

丙辛起戊子

丁壬起庚子

戊癸起壬子

此為時干支推算法，就是甲日己日的十二時辰，都是從甲子開始，以後順序為乙丑丙寅……乙日庚日從丙子開始，以後為丁丑、戊寅……丁日壬日從庚子開始，以後為辛丑、壬寅 ……戊日癸日從壬子開始，以後為癸丑、甲寅……

第二章
一雙手療法

所謂一雙手，即醫生用一雙手為患者作點穴、按摩等治療病傷的手法。武當道教醫藥手法治療特點是：輕靈柔和，力到病處即止，要求手法做到治皮不傷肉，治肉不傷皮，治骨不傷肉亦不傷皮的原則。

一雙手療法歌訣

推拿按摩理接抖，提托端點拍與揉。

武當醫藥手法多，莫離皮膚肉裡走。

點拍推拿能鎮痛，搖轉抖拉經絡舒。

骨折採用開提斗，軟傷按摩捻搓揉。

內傷外感當辨證，補瀉迎隨不疏忽。

臨床全憑一雙手，起死回生不用愁。

一、按法

按法是用手掌或手指壓在身體某部的一種推拿法。有單手按、雙手按、肘部按等。做按法時的力量，必須由輕而重，逐漸增加，使患者有一定的壓迫感，但以不痛為度。在按法結束時，不宜突然放鬆，應當慢慢地減輕按壓的力量。按法可以持續較長時間擠壓一個部位或者有間斷地、有一定頻率地按。

在實行按法後，都須結合一些其他手法。按法的作用，可淺至皮膚，深達骨骼和內臟，可根據需要而改變按

壓的強度。按法分為掌按法、指按法和肘按法掌按法 雙
掌對按法 雙指對按法 肘按法三種。

（一）掌按法

是用掌心按壓患處，有單掌按、雙掌按、雙掌相對按
三種。掌按法一般用在病痛範圍較廣的部位，如腰痛或腹
痛均可用掌按法（如圖 2-2-1）；整個頭部都痛可以用雙掌
對按法（如圖 2-2-2）。

在腹部掌按時，按壓的手必須隨著患者的呼吸而起
伏，這樣可以避免患者發生不舒服的感覺。有時術者先把
掌心搓熱，趁熱而按，效果也很好。

（二）指按法

是用拇指指面按壓在經穴處或者按壓在痛點（所謂
「以痛為腧」）。按壓時用力必須適當，勿使疼痛。指按可
用一手拇指按，也可用二手拇指相對按。如前額疼痛時，
用二手拇指相對按太陽穴等（如圖 2-2-3）。

（三）肘按法

用肘部按壓穴位或痛處，適用於腰、臀部或某些穴
位，如環跳穴等（如圖 2-2-4）。

圖 2-2-1　　　圖 2-2-2　　　圖 2-2-3　　　圖 2-2-4
掌按法　　　雙掌對按法　　雙指對按法　　肘按法

二、摩法

摩法是用手指或手掌在身體某部摩動的一種推拿法。

武當道醫傷科臨證靈方妙法

有單手摩和雙手同時摩。摩時一般是迴旋地在皮膚表面摩動，力量僅達到皮膚和皮下組織。摩動時的力量也是由輕而重，摩動的頻率需看病情的需要，靈活應用：慢的 1 分鐘摩動 20~40 次，快的 1 分鐘摩動可達 200 次。摩法常在一次推拿的開始時應用或在按法以後進行。摩的手法一般有指摩、掌摩和掌根摩三種。

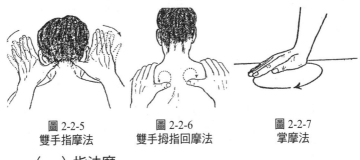

圖 2-2-5
雙手指摩法

圖 2-2-6
雙手拇指回摩法

圖 2-2-7
掌摩法

（一）指法摩

用拇指的指面平伏地在身體某部或穴位上做摩動，有用單手拇指摩，也有雙手拇指同時摩。雙手拇指摩時，必須注意動作的協調，著力要一致，除拇指平伏接觸皮膚外，其他四指稍稍分指張開，微屈各指間關節，在摩動時不能接觸皮膚。摩動時主要用腕力使迴旋地擺動。

一般在頭痛或視力不良時，在頭面部、頸後部、兩側風池穴等處摩動（如圖 2-2-5）。在背部、腹部亦可用雙手拇指回摩法（如圖 2-2-6）。

（二）掌摩法

用掌心平伏地在身體上進行摩動。一般只用單掌進行操作。掌摩時著力要均勻，頻率要慢，並沿順時鐘方向進行摩動（如圖 2-2-7）。掌摩一般適用於面積較大的部位，

多用在胸腹部和背部。如小兒食積氣滯、胸脅飽脹時，可摩二脅部；小兒傷食，可摩腹部；腰部扭傷，可摩腰背部。

（三）掌根摩法

用掌根部大、小魚際著力在身體上進行摩動。摩動時，各指略微翹起，各指間和指掌關節稍稍屈曲，用腕力左右擺動（如圖2-2-8）。

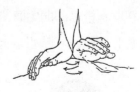

圖 2-2-8
掌根摩法

操作時可以用雙手交替進行。如此，一邊擺動，一邊前進，頻率快的可達 1 分鐘 100~200 次。掌根摩法適用於腰背部，如腰背痛或感冒時，在背部上下摩動。這種手法，能產生溫熱感覺，使患者感到舒適輕鬆。

三、推法

推法是用指或掌在皮膚上向前後或左右推動的一種推拿法。有單手推，也有雙手推。推法所能達到的深度，與推時用力的大小有關，可達皮下組織、肌肉甚至骨骼和內臟。

進行推法時的力量必須由輕而重，用力的大小應當根據病種和個人的特性而定。尤其對初次推拿治療的患者，必須隨時詢問其感覺，觀察反應，至調節適合為度。推法的頻率一般 1 分鐘 50~150 次，開始時稍慢，逐漸加快。

（一）拇指平推法

又稱螺紋推法。用拇指的指面接觸皮膚，向一定方向推動。向前推時拇指著力，往回收時拇指指間關節微屈，

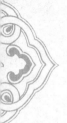

指背接觸皮膚而帶回，其他各指的指間和指掌關節在推時略微屈曲，往回帶時伸直，各指均不需用力僅作為幫助固定方向（如圖 2-2-9）。

如此連續一推一回，頻率由慢轉快。這種手法必須經過長期練習使指力十分有勁，指、腕關節十分靈活，用力隨心所欲。拇指平推有用單手操作或雙手交替操作；也有用雙手同時操作，以雙手的拇指在經穴上向左右推開，又稱為分推法。

拇指平推的適用範圍很廣，頭、背、四肢皆可應用，一般多用在頭部和背部（如圖 2-2-10）。前額痛時可分推印堂穴和攢竹穴，還有分推肩部、大椎等。另外有一種叫分筋法，也屬分推法的一種形式，用力較深，達到肌肉層，並且隨著肌肉的行走方向分推。在腰背部扭傷時，應用這種手法有較好的療效。

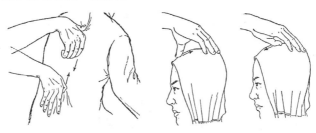

圖 2-2-9　拇指平推法　　　圖 2-2-10　頭部拇指平推法

（二）拇指側推法

又稱少商推法。這種手法與拇指平推法相似，不同的是推出時的著力面在指的外側面（即少商穴處）。小兒推拿，常用此法，如推脾土、推三關等。也可用在頭部及肢體（癱瘓）時。

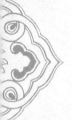

（三）拇指尖推法

　　這種手法多用在穴位上，或在病痛的主要點上進行。推時用一手拇指尖進行推動，但指尖的移動部位不大，使指尖好像吸附在某個穴位上似的。腕部屈曲下

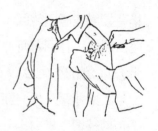

圖 2-2-11 雙指尖推法

垂，拇指間關節靈活屈伸擺動，運用腕勁和指勁，使力深達該部組織。一般以一手或兩手交替操作，也可用雙手同時推（如圖 2-2-11）。推的強度極限以得氣為度。必須選定需推的穴位或病痛的部位，正確定位，並依一定次序逐一進行操作。由於指尖推的頻率較快，同時指尖帶有旋轉活動，所以也稱為纏法。這種手法，在臨床上應用很廣，得氣的效果較強。

（四）掌平推法

　　用手掌平伏在皮膚上進行推動。經常用推法時，一般都是從肢體的遠端推向近端。當在胸、腹部施行這種手法時，必須隨著呼吸的起伏進行。

　　一般分為呼推和吸推兩種。所謂呼推，就是等患者呼氣時進行推動，呼氣結束時推的手就放鬆收回，等第二次呼氣時再推，如此反覆進行。所謂吸推，就是令患者吸氣時隨著推的動作進行，當著力推時令其吸氣，放鬆收回時令其呼氣。這一種手法對改善呼吸系統的功能有良好的作用，所以適用於呼吸系統功能不全的患者。

（五）掌根推法

　　用掌根部大小魚際著力在皮膚上進行推動，在向前推

進的過程中，大小魚際肌逐漸夾緊（如圖 2-2-12）。推進的方向，一般是從肢體的遠端至近端，隨後返回原處，再做第二次推動。多用在肢體推拿。由於著力的強弱和推進速度不同，可分為緩推和

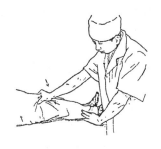

圖 2-2-12　掌根推法

滑推兩種。緩推時推時速度較慢，用力較小。滑推時推進速度較快，著力較大，推拿者的手在疾速推動後迅速離開肢體，返回後再做第二次推動，如此一起一落反覆進行。滑推法的作用可深達肌肉層，能增強肌肉的興奮性。

四、拿法

拿法是用手指提拿肌肉的一種推拿法。一般常結合穴位提拿。提拿動作較疾速，在一個部位提拿 2~3 次即可。拿的強度以達到發生酸脹感為度，拿後患者感到非常輕鬆。若拿後感覺疼痛，說明用力太大。拿的手法有三指拿法、五指拿法和抖動拿法三種。

（一）三指拿法

用大拇指和食、中指提拿。適用於較小的部位，如拿肩井、委中、頸部等（如圖 2-2-13）。

（二）五指拿法

用拇指和其他四指提拿。適用於面積較大、肌

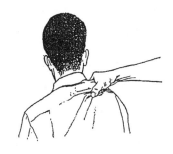

圖 2-2-13　拿肩井穴

肉較多的部位，如大腿前面（肌四頭肌）、小腿後面（腓腸肌）等。

（三）抖動拿法

用手指拿住肌肉後，作輕輕的抖動，並逐漸放鬆拿住肌肉。適用於腹部推拿。

【附】彈筋法：是一種特殊的推拿手法。它的性質近似拿，但手法較重，刺激強度較大。方法是選擇某些病痛的肌肉如肱二頭肌、肱三頭肌、股二頭肌等，用拇、食、中指沿肌間隔拿住肌腹（或在接近肌腱處），向一側牽開，牽開到一定程度時，讓肌肉在二指間滑脫，好像拉弓射箭一樣。此時可發生「咯嗒」一聲，患者感到重度的酸脹，但很快即轉為鬆快感覺。

一處彈筋只能進行 1~2 次，彈後應當結合其他手法，使強刺激緩解。此法適用於軟組織操作和風濕性疾患等，尤其是肌肉勞損、肌肉風濕痛等。

五、碾法

碾法是用手背部在身體上碾動的一種推拿法。可單手操作或雙手交替進行，也可雙手同時碾動。方法是手呈半握拳狀，以小魚際的側面和小指掌指關節的上方，接觸被推拿的部位，著力按壓，同時用力做旋後碾動，這時還當微微伸開各指以助勁；在手做旋後碾動時，著力點都需在各掌指關節上方手背部。如此一碾一回，用力要均勻而有節律。碾動的手當如吸附在身體上一樣，不能跳動或擊打。碾時當逐漸向前移進（如圖 2-2-14）。

此法適用於背部、臀部、腿部及肩部等面積較大的部

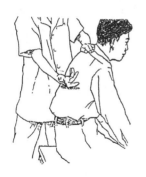

圖 2-2-14　磙法

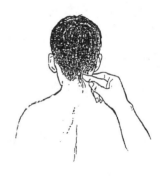

圖 2-2-15　單指掐法

位，著力較深，故宜在肌肉和軟組織豐厚的地方施行。此法可單獨應用，但一般都結合其他手法，如開始時先用摩法和揉法，隨後應用磙法較為合適。

【附】軸磙法：為了減輕術者的體力負擔，可用木製磙軸進行磙動。適用在背部、腿部，面積較廣的地方。

六、掐法

掐法是用手指在身體某部或經穴處深深掐壓的一種推拿法，又稱指針法，是推拿療法中的一種獨特而又常用的手法。做掐法時，術者要修剪指甲，掐的強度以有酸脹的反應為度。掐法在操作上又分單指掐、屈指掐和指切法。

（一）單指掐法

用中指或拇指的指端掐壓。中指掐時，中指伸直，拇指和食指緊夾中指，以中指指端掐在選定的經穴上，多用於頭部和頸部，如掐風池穴（如圖 2-2-15）。

單指掐時，拇指指間關節半屈，其他各指也屈曲助勁，以拇指指端掐在選定的經穴上，常用於四肢部位，如掐合谷、內關、足三里等穴。在小兒推拿中掐內勞宮、一

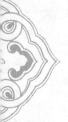

窩風、大小橫紋等。無論哪一種單指掐，掐壓時必須逐漸施勁，使指端掐入，切勿突然用力。在掐壓得氣後，持續半分鐘至 1 分鐘（同時可巧用振法，以加強刺激強度），隨後逐漸鬆勁，並配用揉法，以緩和刺激後的反應。

（二）屈指掐法

將中指屈曲，用指關節尖端突然襲擊患處，著力於身體上掐壓（如圖 2-2-16）。操作時，大拇指按住已屈曲的中指的第三指節，食指和無名指也屈伸，並夾住屈曲的中指使其固定。

這種掐法的力量很大，掐入的深度亦較深，適用於肌肉較厚的部位，用單指掐才易得到應有效果，如環跳、膈俞、肝俞、脾俞、胃俞等穴，皆適用此法。

七、指切法

用拇指指端以輕巧而密集的手法指切皮膚（如圖 2-2-17），一般僅用在組織腫脹的部位。指切時腫脹隨指的移動向前推移，所以指切時必須自遠心端掐至近心端。在關節扭傷伴有腫脹時，用此法腫脹常能立見消散。

指切時用力必須輕而緩慢，特別在壓痛處更要注意，儘量避免增加傷處的疼痛。

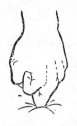

圖 2-2-16　屈指掐法

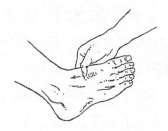

圖 2-2-17　指切法

八、撥法

撥法是用手指撥動肌肉
的一種推拿法，也稱捫法。
多用一手操作，常以拇指側
面，食指、中指的指端嵌入
肌肉和肌腱縫中，適當用力
撥動（如圖 2-2-18）。

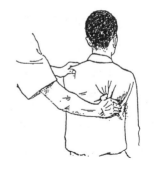

圖 2-2-18　撥法

如對肩胛骨內緣處的肌
肉和肱二頭肌長頭和短頭處，進行撥動，一處撥 1~3
次，直到患者發生很強的酸脹感但能忍受為度。這對緩
解肌肉緊張、鬆懈粘連有一定的作用。另有一種稱為撥
絡法的，其方法與此法近似。

九、揉法

揉法是用手指或手掌在皮膚上做揉動的一種推拿法。
揉動的手指或手掌不移開接觸的皮膚，僅使該處的皮下組
織隨指或掌的揉動而滑動。一般用單手進行操作。

揉法的用力較小，動作緩和，僅達到皮下組織，有減
輕疼痛的作用。操作上有指揉和掌揉兩種。

（一）指揉法

以拇指的掌面緊貼皮膚，做迴旋的揉動。適用於狹小
的部位或穴位上，常在單指掐後配合應用，以緩解單指掐
法而引起的酸脹反應。操作時，用力須由輕而重，再由重
而輕。

（二）掌根揉法

以掌或全掌緊貼皮膚，沿順時針或逆時針方向迴旋的

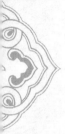

揉動。適用於面積較大的
部位，如腹部、背部等處
（如圖 2-2-19）。掌揉時
手掌雖與皮膚緊貼不移
動，但該處皮下組織的滑
動範圍可越揉越大，用力
也可逐漸加重。掌揉的頻

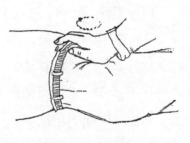

圖 2-2-19　掌根揉法

率一般較慢，1 分鐘為 50~60 次。

十、振法

振法是用指端或手掌在身體某部或其穴位上做振顫的
一種推拿法。操作時，術者的上肢，特別是前臂和手部的
肌肉需強力地靜止性用力，以使力量集中於指端或手掌
上，而使被推拿的部位發生振動，要求振動的頻率快、著
力大。一般常用單手操作，也可用雙手同時操作。振法分
指振和掌振兩種。

（一）指振法

用拇指或中指（手的姿勢與單指掐相同）振顫推拿部
位的組織。此法常在單指掐法以後配合應用。在掐法得到
酸脹反應後，用振法使刺激加強，振顫的時間約持續半分
鐘至 1 分鐘。如振合谷穴、
內關穴、足三里穴等（如圖
2-2-20）。腹部的穴位也可
用振法，但必須跟隨呼吸起
伏，在呼氣時振顫，吸氣時
放鬆。

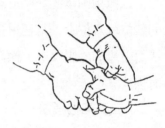

圖 2-2-20　指振法

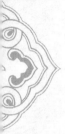

武當道醫傷科臨證靈方妙法

（二）掌振法

用掌的平面緊貼皮膚後進行振顫。適用於面積較大的部位，如大腿、腰部等。振後可使肌肉放鬆、疼痛緩解。

【附】電振法：做振法的操作時，需持久地靜止性用力，對術者的體力消耗很大。為減輕術者的體力負擔，可用電振器代替振法的操作。

十一、抹法

抹法是用手指按住皮膚，以均等的壓力抹向一邊的一種推拿法。一般多用拇指平面，雙手同時操作。抹法的特點是用均勻持續的壓力，緩緩移動。頭痛時可結合應用抹法，一

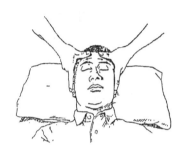

圖 2-2-21　抹法

般用雙手拇指從印堂穴分開抹向太陽穴，然後再沿頭部兩側抹向風池穴或者抹向聽宮穴（如圖 2-2-21），反覆 2~3 次，病者常覺頭目清醒。還可用於使腫脹的組織消腫。

【附】理筋法：這種推拿方法近似抹法，但是用力較重，作用達於肌肉。方法是用一手或雙手拇指的指面（二指或三指）自上而下，或自上而斜下順著肌肉的方向用均勻持續的壓力、平穩的指勁，緩緩移動，中途不可鬆勁。如此，順理數次，可使緊張的肌肉鬆弛。

十二、擦法

擦法是用手指或手掌在皮膚上摩擦的一種推拿法。擦法的用力需看患者皮膚的反應而定，不宜過重，其作用僅

達皮膚及皮下組織。擦的頻率一般在 1 分鐘 100 次以上。用單手進行操作。可分為指擦和掌側擦兩種。

（一）指擦法

用手指摩擦皮膚。在肢體麻痺時，特別適宜指擦法。對麻痺的手指或足趾應用指擦時，術者用左手固定肢體，右手的食、中、無名三指圍在患肢的手指或足趾上，來回擦動，這樣可同時擦到手指的三面（如圖 2-2-22）。

（二）掌側擦法

用手掌的尺側（小指的一側）摩擦皮膚。常用在背部兩側，如感冒、風濕痛、腸胃病都可採用此法。操作時患者取座位，術者站在患者的前面，隔著衣服或直接在背部兩側，由上而下地來回擦動，好像疾速的鋸木動作一樣（如圖 2-2-23）。以擦到皮膚發紅為度。

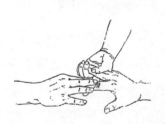

圖 2-2-22　指擦法

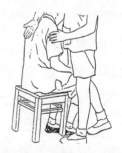

圖 2-2-23　掌側擦法

十三、搓法

搓法是用雙手搓動患者肢體的一種推拿法。僅適用於四肢部位，其作用可達皮下組織、肌肉甚至骨骼。速度由慢而快，再由快而慢結束。

搓法可掌搓和掌側搓兩種。

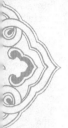

（一）掌搓法

用左右掌相對地置於被搓肢體的兩側進行搓動。在搓上肢時，可令患者取座位，上肢自然下垂（如圖 2-2-24），可相對坐，把患者上肢擱在術者的肩上。在搓下肢時，可令患者取半座位，屈曲膝關節，或平臥在床上，將患肢擱在術者的肩上。搓動時上肢由肩到肘，由肘到肩，下肢由膝到髖，由髖到膝的來回搓動。

（二）掌側搓法

用兩掌的尺側面相對地置於被搓肢體的兩側進行搓動。患者和術者的體位同掌搓法相同。此手法作用較深，患者常覺酸脹感。

十四、捏法

捏法是用手指擠捏肌肉、韌帶組織的一種推拿法。捏時拇指在上，其他各指在下，待捏住肌肉後，上下手指輾轉擠捏前進。

操作時，必須隨著肌肉的外形輪廓進行。可用兩手交替操作，也可兩手同時操作。可分為三指捏和五指捏兩種。

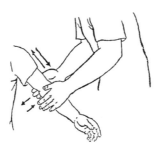

圖 2-2-24　掌搓法

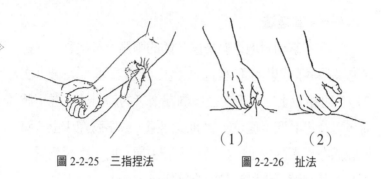

圖 2-2-25　三指捏法　　　　　圖 2-2-26　扯法

（一）三指捏法

　　用拇、食、中三指進行操作，各指指面捏住肌肉後，用腕力一邊捏一邊轉動前進，適用在範圍較小的部位，如手指、手掌、前臂等處（如圖 2-2-25）。在比較狹小的部位，當用指尖掐入深處捏。

（二）五指捏法

　　用五個手指進行操作，操作手法與三指法相同。適用於面積較大的部位，如大腿、小腿、肩部等處。

　　【附】捏脊法：用雙手拇指和食指捏住脊柱二側的皮膚和皮下組織向上推動時放掉，如此兩手交替反覆捏推，由下而上地進行，從臀部開始，上達肩頸部為止。此法多用於小兒。

十五、扯法

　　又稱擰法。是用拇指和食指擰起一部分皮膚和皮下組織又疾速放鬆的一種推拿法。操作時，使擰住組織的手略為旋後，並向一側牽拉擰住的組織，然後又疾速地鬆手（如圖 2-2-26），此時常發出「嗒」的聲響。依此連續地向一定方向繼續擰扯，一般以皮膚發紅為度。在病

症較重時，也可擰得皮膚發生紅斑。用單手操作。適用在背部、頸項部和腹部。此法在民間流傳很廣大，對感冒、頭痛及腸胃道機能紊亂有良好的療效。

某些兒科疾患，也可用扯法，如小兒的一般感冒發熱、食積停滯等。給小兒做扯法時，常用雙手操作，以拇指和食指的掌面合成鉗狀，向上擰起皮膚後，馬上滑脫。如此雙方一拉一放地交替進行，至皮膚發紅為度。

十六、彈法

彈法是用手指彈打身體的一種推拿法。彈時用拇指撥動食指或用中指撥動食指。彈打的強度由輕而重，以不引起疼痛為度。此法適用於各個關節部位，彈時應循著關節周圍的軟組織進行（如圖 2-2-27）。可治關節痠痛。

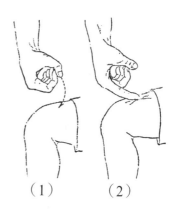

（1）　　（2）

圖 2-2-27　彈法

十七、叩法

叩法是用指端點叩肌膚組織的一種推拿法。點叩時腕部用勁，指端著力，動作既要輕巧有力又要有彈性，同時還得注意節律。叩法所引起的振盪力量可深達骨部。可分為中指

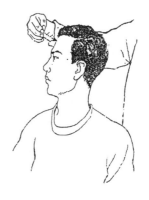

圖 2-2-28　五指叩法

叩法和五指叩法兩種。

（一）中指叩法

中指做半屈狀，腕部放鬆，作屈伸動作進行叩擊。此法適用於顱頂各部位。

（二）五指叩法

五指併攏，指端並齊，腕部放鬆，作屈伸動作進行叩擊。其狀猶如雞啄米一樣，故又稱啄法。適用於前額部位（如圖 2-2-28）。

十八、引伸法

引伸法是牽伸關節的一種推拿法，是一種特殊的被動運動手法。引伸的動作須輕巧有力，有牽伸攣縮和幫助復位的作用。可分為以下幾種：

（一）上肢引伸法

患者坐於低凳上，術者相對地站於患側，患肢的手掌向內，術者分捏各手指，將患肢由內上到外上，再轉到外下方循環轉動數次。待感覺患肢肌肉已放鬆，運動自如時，突然用力把患肢向上提升。此法對於上肢和肩部痠痛而關節活動無大障礙的患者效果較好。一般在其他推拿手法以後使用，僅作 1～2 次即可（如圖 2-2-29）。

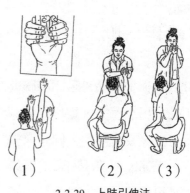

（1）　　　（2）　　　（3）

2-2-29　上肢引伸法

（二）下肢引伸法

又稱搬腿。患者仰臥，術者一臂托住患側

小腿，另一手按著膝蓋，先使髖、膝關節屈曲，並稍用力下壓大腿，待其靠近腹部時，然後用巧勁把患肢牽引拉開，此時，髖關節成半屈，膝關節完全伸直，令患者隨勢用力向前上方蹬腿。髖關節屈曲的程度必須要根據患者直腿抬高的可能性，並逐漸增加其抬高（即屈曲髖關節）的程度。每次操作 10～20 次即可（如圖 2-2-30）。

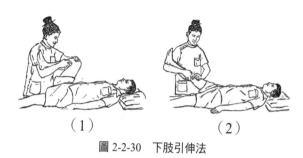

（1）　　　　　　（2）

圖 2-2-30　下肢引伸法

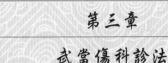

✳ 第一節　望　診

一、望神色，觀體態

傷科醫生對傷員的診斷，首先就是觀察神色，書曰：「得神者昌，失神者亡。」透過對病人的神志、精神、儀表的觀察，瞭解傷病的輕、重、緩、急、危以及局部對整體的影響。

二、望舌象，分臟腑

舌的色澤、形態，津液的分佈，舌苔的變化都可以反應臟腑虛實，氣血的盛衰，津液的虧盈，氣滯血瘀等病象。舌體的不同部位又可反應出不同臟腑的病症。如舌尖反應心經病，舌根反應脾胃病，舌兩邊反應肝膽病。

三、望局部，知傷勢

傷勢的性質、輕重不同，其皮膚顏色亦不同。如瘡瘍皮色煆紅者為熱證、陽證，色白者為寒證、陰證。損傷者，局部腫脹青紫為新傷，腫脹變黃為陳傷。

骨折與關節脫位往往出現局部畸形和功能障礙。如腰椎骨折與關節結核，可見脊椎後突。骨折移位，可見肢體縮短。旋轉或成角骨折，可見局部畸形。關節脫位，可見局部變形，凹陷或隆突畸形等。

上述各種情況均可導致肢體的功能障礙。

✳ 第二節　問　診

一、問病因，心中明

瞭解受傷的原因，如打傷、跌傷、壓傷、撞傷、點穴傷、刀斧傷等，對診斷有很大的幫助。

瞭解受傷的部位，如頭部、胸部、背部、腰部還是四肢的哪一部位。瞭解受傷的時間，如哪年、哪月、哪日，還是現在。受傷的力量大小，從何打來，如從左、右、上、下、胸前、背部。跌傷應問高度及地面情況，這些都應逐一問清。

二、問寒熱，辨傷情

問發熱的時間及有無惡寒，對判斷病情發展有一定的意義。惡寒與發熱同時出現，多見於瘀血化膿傷；局部惡寒不熱或發熱不惡寒，多見於痹症或陳傷及瘡瘍。

短期的低熱，多見於瘀血吸收期，頭部受傷發熱多見於神經損傷。

三、問二便，觀內傷

問大小便的性狀、顏色和次數，對臟腑是否有損傷的重要意義，如損傷後大便下血、小便尿血，應考慮有內出血。受傷後若大小便正常，則是比較好的情況。

四、問舊疾，多思想

臨床工作中，凡遇傷患，必問以往是否有陳舊疾患，如骨髓炎、骨結核、骨腫瘤，這些病都可繼發病理性折。有肩部外傷者可續發外傷性肩周炎。

五、問飲食，別胃鄉

飲食愛惡、喜冷飲或熱飲、思食或厭食等，以辨別胃氣的虛實，掌握疾病的變化及預後。

六、問暈厥，很關鍵

受傷後有無暈厥、暈厥時間的長短，對預後很關鍵，如受傷後出血多，可發生失血性的暈厥，劇烈的疼痛，也可發生疼痛暈厥。

頭部外傷一定要問暈厥的時間長短，當時有無嘔吐，以及清醒後是否有再次暈厥，逆行性健忘。這些對判斷頭部受傷後輕重及預後好壞，很有價值。

七、問飲水，知津傷

人體津液可與血液互化，受傷後出血多者，津液必傷，病人就要飲水自救。

現代醫學認為，受傷者出血量多，體內的血容量下降、血液濃縮，都會導致飲水量增加。

八、婦人傷，問經產

婦人受傷正值經期，用藥時破血藥少用。妊娠期受傷，保胎藥多用，破血藥慎用。妊娠期下腹部或腰部受傷應注意早產。

✳ 第三節　聞　診

聞診分聞氣味、聽聲者兩種。

語音：聲音高亢有力者為實，低微無力為虛，譫語狂言為神昏，少氣語斷，聲音低微者為病危。

呼吸氣粗短促為疼痛劇烈或熱毒內攻。氣息低促為正

氣不足。胸部外傷出現呼吸困難及紫紺者，多為氣胸或血
胸。

完全性骨折，在檢查時可聽到或感覺到骨折斷端有粗
糙的骨擦音。某些關節傷筋可聽到關節內的彈響聲，如膝
關節的半月板破裂和彈響指。

小兒受傷後不會正確說明傷部病情，家長亦難於準確
提供病史，檢查病變部時，患兒會哭鬧加劇。

❋ 第四節　切　診

切診分切脈和觸診兩個內容，切脈有專題介紹，這裡
介紹觸診。

一、摸膚濕

觸摸病變部位的皮膚濕度，以辨別疾病屬寒熱。皮膚
灼熱發紅者為陽證，一般多見於熱毒熾盛的瘡瘍，或積瘀
腫脹的新傷；皮膚發涼色白或紫暗者為陰證，一般多見於
血栓閉塞性脈管炎或氣血阻滯兼有寒濕的舊傷。

二、摸包塊

局部生有包塊，應注意檢查腫塊的大小、形狀、硬
度、活動性，表面情況及其周圍組織的關係，以瞭解腫塊
的性質。

三、摸壓痛點

根據壓痛部位、範圍、程度以鑑別疾病的性質和輕重
程度。

有固定不移的壓痛點，一般為病變的所在位置，特別
是骨折部位均有敏銳的壓痛點。

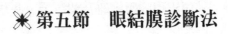

✳ 第五節　眼結膜診斷法

　　根據眼球結膜血管瘀血和該血管末端瘀點的分佈情況，診斷傷病部位、性質和時間的方法，稱為眼結膜診斷法。

　　眼球結膜血管青紫、突出、末端有瘀點（少數無瘀點者，血管粗細不一致，顏色比較深），瘀點的大小稍大於針尖，我們稱這種體徵為報傷點，又叫傷徵表現。

　　傷徵表現的分佈，一般地說，眼結膜上半部分反映腰背部和上肢情況，眼球結膜兩側反映季脅部情況，眼球結膜下半部分反映胸部和下肢情況，左眼反映左半身情況，右眼反映右半身情況。

　　瘀點色淡如雲，散而不聚，傷在氣分，色濃而沉，傷在血分。若報傷點周圍有色淡如雲彩的不規律物，為氣血兩傷，其具體情況分析如下：

一、腰部損傷

　　腰部損傷的報傷點一般在眼結膜上半部靠瞳孔的內側。背部靠脊柱附近的損傷，報傷點在上半部的正中位置。上肢損傷，報傷點多在結膜上半部，遠離瞳孔的上外側，且分支比較多而短。

二、前胸損傷

　　前胸損傷，傷在胸骨附近，則眼球結膜血管呈三叉型，位置偏結膜內側。

　　若傷的位置遠離胸骨的外下方，報傷點眼球結膜瞳孔的外下方。

三、腋部損傷

報傷點在瞳孔外側的結膜上、中、下排列，提示腋部損傷的位置是腋後線、腋中線、腋前線。

✳ 第六節　指甲床診斷法

指甲床診斷法是根據指甲下微血管的顏色、形狀、血液的流動速度、瘀點的出現及變化規律，來診斷傷的部位、受傷的時間、嚴重程度、損傷的性質和預後的一種方法。

《素問·五臟生成篇》說：「足受血能步，掌受血而能握，指受血能攝。」可見指甲床血管的顏色可以反應人體血液循環的盛衰，所以指甲床診斷法對傷病的診斷有一定的意義。指甲床診斷法的具體操作是：

醫者左手拇指在下，其餘四指在上，握持傷者手指，讓傷者指甲在上，醫者另一手的拇指按壓傷者手指甲，使其甲床血管排空，變成灰白色，然後醫者快速放開病人被按壓的手指，同時觀察傷者手指甲血管內血液的充血時間、速度和有無瘀斑、瘀點及其變化。這些情況我們稱為報傷指徵。其臨床意義是：

一、根據報傷指徵位置判斷

報傷指徵出現在拇指，說明受傷部位在頭部和頸部；報傷指徵出現在食指，說明受傷部位在頸下，橫膈以上；報傷指徵出現在中指，說明受傷部位在橫膈以下、臍以上；報傷指徵出現在無名指，說明受傷部位在臍以下，恥骨聯合以上；報傷指徵出現在小指，說明受傷部位在恥骨

聯合以下。

二、根據報傷指徵顏色判斷

報傷指徵呈暗紅色，說明受傷時間在半年以內，一般地說，多見於氣分的較輕，預後比較好；報傷指徵青紫色，說明受傷時間在兩年以內，一般見於筋脈，腠理的中度傷，預後也比較好；報傷指徵黑色，說明受傷時間在五年以內，多見於血分重傷，預後不太理想；報傷指徵黃色，說明受傷時間在五年以上，見於氣血重傷，預後比較嚴重不良。

三、根據報傷指徵形狀判斷

報傷指徵的形狀可以說明受傷的性質。塊狀報傷指徵多為跌傷或扭傷；點狀報傷指徵說明銳傷；條索狀報傷指徵說明打傷；報傷指徵為片狀，說明擠壓傷；如報傷指徵按之即散，說明假陽性，沒有診斷價值。

※ 第七節　危重症診斷法

傷科危症，以前稱為不治之症。不治之症古今有別，各家不同，武當傷科的不治之症和其他學派也有差別。

一、古代傷科十不治症

1. 頂門和太陽部位受傷，傷者長時間昏迷不醒者，不治之症也。

2. 心窩部受傷，傷後局部腫脹明顯、疼痛、氣閉無息者不治之症也。

3. 病者傷後口吐鮮血，汗出如油者不治之症也。

4. 腰部受傷，傷後狂笑不止者不治之症也。

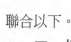

5. 小腹受傷，疼痛不止，嘔吐糞便者不治之症也。

6. 臍旁 3 吋處受傷，疼痛不止者、不能進食七天必死也。

7. 陰部受傷，陰囊、陰唇縮入者不治之症也。

8. 受傷後，舌伸不收者不治之症也。

9. 婦人陰部受傷，血流不止不治之症也。

10. 傷後大小便不通者不治之症也。

二、現代傷科十不治症

1. 頭部受傷，腦髓外溢、昏迷不醒者。

2. 傷後五官七竅出血、神志不清者。

3. 胸部受傷，咯血氣喘、嘴唇發紺者。

4. 脊柱受傷，全身癱瘓、二便不通者。

5. 腹部受傷，腹部脹痛、嘔吐不止者。

6. 腰部受傷，尿血不止者。

7. 肋骨骨折刺傷肺部，吐血不止者。

8. 內臟受傷，出血昏迷者。

9. 破皮出血，角弓反張者。

10. 傷後大出血，脈症相反者。

【註】上述不治之症，若能有西醫外科幫助，大部分傷員還可以轉危為安。就現代醫學來說，上述諸症只能說是傷科疑難病症，並不全是不治之症。

✳ 第八節　武當傷科看傷秘訣

看傷首需觀神色，再看形表細搜尋。

破皮肉裂與脫位，骨頭斷碎不需驚。

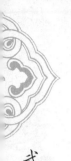

最憂顱腦骨傷震，七竅出血面無神。
脈弱呼淺瞳仁散，昏厥性命歸黃泉。
再看胸脅與胃脘，氣堵血瘀骨否斷。
肺肝脾腎腸斷裂，血症端詳細心研。
胸傷痛難轉與翻，呼吸困難平睡難。
氣管肺臟遭破裂，氣促面紫冷汗淋。
心臟受傷多昏厥，脈搏沉微尋找難。
左肩脹痛礙呼吸，出血過多立歸陰。
肝裂右側季脅痛，劇痛射向右肩行。
輕微出血可自止，骨折重傷虛脫成。
腎臟跌打與擠撞，裂傷疼痛有血尿。
大量出血且反覆，縱有妙藥難收功。
如有結石與水腫，此處最易受傷損。
脾臟破裂面蒼白，心慌自汗口渴頻。
脈弱腹脹四肢冷，疼痛難熬煩悶增。
胃腸裂損命垂危，頻吐鮮血和噁心。
二便見血腹痛脹，痛區漸大要認清。
傷氣疼痛無定處，散聚無常一片雲。
傷重氣逼時暈厥，傷輕刺傷無外形。
胸腹脹悶並竄痛，低語最怕呼吸頻。
體倦神怠似索捆，不思飲食難起身。
瘀堵不散多腫痛，祛瘀生新腫自平。
失治硬腫如卵石，發熱蒸蘊化為膿。
如是瘀結無短縮，雖非骨折有畸形。
氣滯血瘀互為因，受傷最怕血攻心。

粗紋瘀點甲華澀，新傷縮傷兩難平。

切莫單憑湯藥好，裡應外合尚攤針。

四肢骨折長短異，骨折活動有雜音。

斜斷粉碎聲零碎，橫斷裂紋折線憑。

三關脫位查空陷，脫位何處細追尋。

畸形壅腫仔細摸，瘀腫折脫要分清。

頸椎壓扁二便結，腰腿痛重行動難。

顱腦重傷四肢廢，縱可回春根已殘。

脈象沉弦緊尚可，洪大急疾脈症反。

久困床褟瘡血淋，骨瘦如柴徒自嘆。

✳ 第九節　武當道教醫藥診脈要旨

著手診脈先輕後重，輕手得者為浮，重手得者為沉，先知浮沉，再辨遲數。正常脈，醫者一呼吸四至五至，三至者為遲，六至者為數。遲者為寒，數者為熱。

浮者主表，沉者主裏，按至骨仍見者為有力。按至骨不見者為無力。

浮而有力者主風，浮而無力者主虛，沉而有力者主積，沉而無力者主虛，遲而有力者主痛，遲而無力者主冷，數而有力者主熱，數而無力主瘡。

男子之脈以陽為主，兩寸之脈常望於尺，女子之脈以陰為主，兩尺之脈常望於寸。男子寸脈弱尺脈盛，腎不足也，女子之脈若尺弱寸盛，上有餘也，上有餘則下不足也。老人脈宜緩弱，少壯人脈宜實強。此為習脈要旨，先明於此，方可入門也。

脈學講的越繁瑣，初學者越難掌握，今以浮、沉、遲、數為四脈綱，再從四脈中有力無力分出虛、實、洪、弱等十幾種脈象，並將每種脈象的主證，一同用歌訣介紹出來。

這種以綱帶目，從簡到繁，先易後難的教學方法，使初學者容易掌握，雖然所言的脈象及診斷方法與其他醫書有不同，但筆者受師法收益甚深，請讀者參閱它書，互相印證，先言於此，使讀者學有所從。

一、脈狀秘訣（浮、沉、遲、數四脈）

脈理自古玄又玄，武當四脈記心間。

浮脈輕手觸皮應，如水漂木似毛輕。

有力為洪無力芤，浮而遲大虛脈形。

沉脈重手按至筋，女寸男尺號為平。

有力為牢無力弱，沉極為伏病屬陰。

遲脈一息至唯三，按至乃得舉不見。

有力為緩有止結，遲細多作澀脈看。

一息六至號為數，浮沉虛實細琢磨。

有力為弦無力緊，有止為促滑欲脫。

二、四脈主病秘訣

浮脈為陽風居表，緊寒緩濕洪風火。

浮澀傷營短傷氣，浮芤失血細陽脫。

沉脈為陰在內尋，若無伏邪氣滯因。

牢為堅積弱虛氣，數為內熱滑痰飲。

遲脈屬陰性為寒，遲脈偶停鬱實然。

遲脈有止代脈型，遲脈四至號為平。

數脈為陽火邪侵，浮表沉裏弦肝經。

陽君陰相均為火，左為陽亢右傷陰。

三、六大六小脈訣

六大六小脈訣又稱「點頭脈訣」，即是醫家不用病人開口，根據左右手的寸、關、尺六個部位的脈象大小，說出病人的病痛所在，讓病人聽後頻頻點頭稱是，故謂點頭脈訣。

此口訣宜學會脈狀口訣後再學。

心脈洪大心家熱，頭腦昏沉血氣結。

腳板手心似火燒，口苦心煩渴不歇。

鼻中出血亂狂說，心中有火小便赤。

心脈細小主心虛，心中驚悸汗淋漓。

頭腦昏沉多睏倦，夢魂常在水邊歸。

身體無力手腳軟，寒經恍惚精神散。

肝脈洪大不調血，背痛腰痛及兩脅。

手腳痠軟目赤紅，行路昏昏常怕跌。

婦人脈大有身孕，小者無孕血衰敗。

肝脈微小四肢疾，膽冷肝苦血氣寒。

頭眩眼花雙足軟，夜間盜汗出無停。

腎脈洪大主腰痛，背疼頭眩小腹膨。

膀胱暑熱小便赤，咽乾舌苦熱無涎。

婦人腎大有良緣，氣望無孕血衰敗。

腎脈微小主傷精，耳內嘈嘈風雨聲。

頭昏腰痛腳膝軟，眼上瞳睛不光明。

女人前後經不對，下部虛散加氣痛。

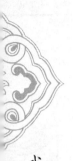

肺脈洪大心胸緊，咳嗽風痰代壅盛。

口渴氣急脈不均，若見相剋成癆病。

肺經有火便不通，肺脈微小肺家虛。

悶悶憂憂口又乾，手冷腹內多虛弱。

咳嗽時常皆上寒，肺小白痰生玉雄。

脾脈洪大心膨脹，飲食不思常喜困。

頭痛腰痛胃作嘔，食後傷風精氣損。

脾脈微小兩眉愁，悶悶腹脹有微嘈。

手足痿軟加氣急，無情無意通良宵。

見此脾脈方是奇，脾小胃成沙沉沉。

命脈洪大心實熱，口渴三焦血氣結。

四肢困難少精神，食後傷風精氣別。

女人命大有良妊，兩脈雙洪皆知定。

命脈微細好平和，命虛應竅嘔吐多。

手足常冷脾胃弱，命小微沉卻無妊。

氣逢小者血衰敗。

四、定人品脈歌

大人四至五為良，小兒六七是平常。

矮人密指長人疏，此是醫家下指方。

少壯洪實大無害，老人微澀莫慌張。

肥人沉細短無事，忽然浮實風火旺。

瘦人浮長須附骨，有時短縮定身亡。

性急脈急如符應，性緩脈緩亦相當。

氣血盛衰脈大小，遲寒數熱乃為常。

貴脈澄清富緩滑，不重急躁有災殃。

室女尼姑多濡澀，邪祟之脈壯無常。

下賤之人脈粗糙，酒色之人腎脈長。

少壯偶然無脈者，服藥不下定非祥。

老人浮散無根脈，須知不日返泉鄉。

老人脈若旺不燥，此人必定是壽長。

少壯脈細三部同，清逸之士秀才郎。

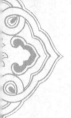

第四章
武當傷科正骨手法

根據古人經驗，武當道教醫藥整理歸納了十一種正骨手法。數十年臨床實踐證明，只要熟練地掌握了這些手法，就會取得良好的療效。

為了便於說明，現將這十一種手法分別介紹如後。本書第三篇中，三關六節脫位與骨折治療各節中都詳細介紹了這些正骨手法的具體運用。因此，這裡就只做簡要的說明，其具體應用請參閱下篇各有關章節。

這十一種手法並非一成不變，而是要根據具體傷情靈活運用的。希望讀者在採用這些手法時，透過實踐也能有所發展，有所創造。

一、捏法

用單手或雙手的拇指和其餘四指（併攏）的指腹，在患處緊捏（圖 2-4-1）。

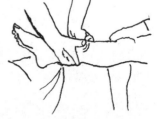

圖 2-4-1　捏法

【治療範圍】

①關節錯位、脫臼及骨折（包括斜形骨折、橫骨折以及其他類型骨折，但無重疊現象者）。

②肌肉、肌腱受傷時，也可用捏法，但用力要輕，多滑動著捏。

③橈尺骨分離多用捏。

二、按法

用單手或雙手的掌根、手指（一指或四指），按患處或兩端（圖2-4-2）。

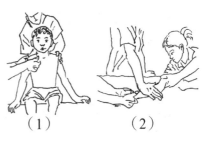

圖 2-4-2　按法

【治療範圍】關節脫臼、錯位、骨折移位、成角畸形。

三、提法

提法是用拇指和食指（或中指）夾住內陷骨折端向外提，使折端復位。根據病情症狀，有時也可用一手或兩手握住骨折端處，向上提起（圖2-4-3）。

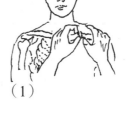

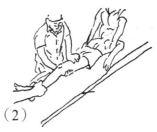

【治療範圍】多用於治鎖骨、肋骨、橈尺骨、脛腓骨等骨折。

圖 2-4-3　提法

四、推法

用拇指或手掌將移錯之骨推回正常位置（圖2-4-4）。

【治療範圍】關節脫臼和骨折移位無重疊者，可用推法使回位。

五、拉法

施力於患處上下兩端，對抗牽拉。拉法分徒手牽拉和布帶牽拉兩種（圖2-4-5）。

【治療範圍】關節脫臼，各部位骨折移位有重疊和成角畸形者。

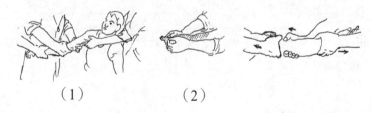

（1）　　　　　　（2）

圖 2-4-4　推法　　　　　　　圖 2-4-5　拉法

【說明】拉時，要均勻地持續用力，不能時大時小，更不能時拉時停。拉力大小取決於傷部肌肉情況和骨折的重疊和成角程度：如股骨骨折重疊時，拉力宜大，手指骨折時，拉力宜小。拉法是骨傷整復的重要的第一步，它不僅可以糾正重疊、成角等畸形，還可矯正側方移位的一部分。若施行拉法的人員得力，主動與術者配合，常能提高整復的成功率。

六、送法

肩關節或四肢關節因其輔助裝置鬆弛，使關節間隙變寬，或骨折端分離，以一手或兩手握住受傷骨骼的一端進行推送，使分離者合攏，恢復正常位置（圖2-4-6）。

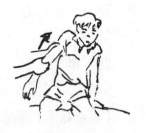

圖 2-4-6　送法

【治療範圍】骨折端分離和肩關節習慣性脫臼等。

七、端法

用一手托枕部，一手托下頜，同進用力端起頭部，然

後將頭左右前後搬動（圖 2-4-7）。

【治療範圍】
頸椎微錯位，頸部肌肉（夾肌、半棘肌、頭長肌、肩胛提肌、胸鎖乳突肌）損傷及失枕等。

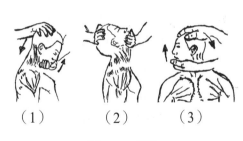

（1）　　　（2）　　　（3）

圖 2-4-7　端法

【注意】患者如果頭向前低垂，說話聲音低微，面色蒼白，則不能動手搬動頸部施行端法。

有這些症狀，應進一步檢查有否脊髓受傷或顱底骨折，明確診斷後再對症治療，不可輕率動手。

八、搬法

用兩手分別握住關節上下兩部作被動屈伸活動。搬時須取得患者密切配合，不能猛力硬搬。此法在於巧力不在於猛力（圖 2-4-8）。

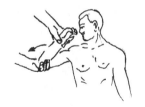

圖 2-4-8　搬法

【治療範圍】是整復骨折和關節錯位的一個輔助手法，也用來檢查復位情況，常用以恢復關節功能。

九、搖法

握關節遠端作各方向的旋轉活動，使粘連分裂，痙攣鬆弛，恢復強硬關節活動機能（圖 2-4-9）。

【治療範圍】

①四肢各關節錯位、脫臼整復

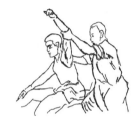

圖 2-4-9　搖法

後檢查復位情況；

②陳舊性關節脫位（先麻醉，後施行搖法）；

③骨折畸形連接（搖脫後，再復位）；

④關節強硬有粘連。

十、掛法

掛法是幾個手法聯貫動作的敏捷手法，常用以整復杵臼關節脫臼（圖 2-4-10）。

【治療範圍】顳下頜關節和肩關節脫位。

十一、推轉法

一手握骨折近端，另一手握其遠端用力轉動，推轉方向與骨折旋轉畸形方向相反，使骨折旋轉錯位回覆原位（圖 2-4-11）。

【治療範圍】骨幹骨折有旋轉錯位。

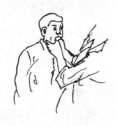

圖 2-4-10　掛法

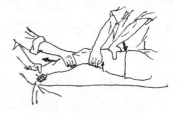

圖 2-4-11　推轉法

第五章
武當傷科的固定法

　　傷科固定法是武當道教醫藥傷科的重要療法之一。由於它療效顯著，深受廣大患者歡迎，為歷代醫學所重視。

　　晉代葛洪著《肘後方》，對骨折固定有「裹折傷處，以竹片夾裹之，令遍病人，急縛，勿令轉動」的記載。唐代藺道人撰著了我國第一部傷科專書《理傷續斷》，詳述了夾縛固定法。他說：「凡夾縛，夏三兩日，冬五三日解開，夾縛處用熱水泡洗去舊藥，洗時切不可驚動損處。凡夾縛杉木皮數片，周圍緊夾縛，留開一縫，夾縛必三度。」清代吳謙編纂《醫宗金鑑》的《正骨心法要旨篇》指出，夾板不僅有固定作用，且有「用輔手法之所不逮，以冀分復合，奇者復正」的矯形作用，還以圖樣表示各種固定器具，如通木、腰柱、裹簾、竹簾、杉籬、披肩、杉板、膝圈等。

　　趙延海在《救傷密旨》中對夾固法更有詳細的論述。他說：「手腕骨斷，用杉木皮一大闊片，可托掌背過骨，其長短從臂骨中間起，至掌背拳尖高骨為則，杉木皮中間對腕骨處剮一橫孔，令可伸屈，又用杉木皮數小片，如指面大，其長從臂骨起至掌邊止，又兩小片夾臂側邊者，略長半寸，各用布束定，用左綁純五部編之，將兩部縛其托掌，背大甲，並兩側小夾梢。」

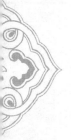

綜上所述，夾縛固定原材料，因地而異，有竹有木。固定器具很完整，有適應全身各部的多種用具。夾板只是其中的一種，而夾板樣式有寬有窄，有長有短，既有夾固傷部的「小片」，又有支托傷肢的「大甲」。

折傷處「勿令轉動」，有利骨折癒合，關節處「令可伸屈」，有利功能恢復。這些理論非常科學，對臨床實踐具有重要指導意義。

在前人醫療經驗基礎上，作者根據人體各部的解剖特點，改造、創造了一些靈便適用的夾固器具。如鐵絲托板可隨需要塑形，既可加強骨折固定，又便於關節活動，為動靜結合創造了條件。夾板原料，可從自然資源的實際情況出發，因地制宜，就地取材，如樹皮、竹類、木料、紙板、三層板、金屬板、皮革、金屬等都可作為夾板原料。取材時，要考慮經濟和效用兩個因素。

如黃柏皮夾板，不僅有固定作用，還可清熱消炎，即使擦傷皮膚，也不易感染，夏季使用更為適宜，但原料缺乏，我們已不多採用，而常用的是柏木板或三層木板。

武當道教醫藥傷科醫生常用柳木塑形夾板，製作工藝雖較複雜，但臨床使用較為靈便，我院使用多年。但南方柳木較少，將擬改用杉樹皮或其他木材。

作者的這套夾固器具有以下特點：①原料隨地可取；②製作工藝簡單；③便於應急使用；④在設備簡陋條件下，如邊遠地區或戰時等特殊情況下，也能開展傷科治療。所以，本書對這套夾固器具的形態和功用，將作詳細介紹。

✳ 第一節　器具種類

一、壓板和棉墊

1.壓板：用木板或紙板製成，長 3～10 公分，寬 1～4 公分，常用於骨折移位的突起處，骨折無移位及未整復者不用，須與棉墊重疊使用。

2.棉墊：用棉花製成 2～5 公分的方形或長方形墊，厚度隨傷部肌肉厚薄和骨折移位程度而定；用於骨折移位較輕者，或與壓板合用。（如圖 2-5-1）

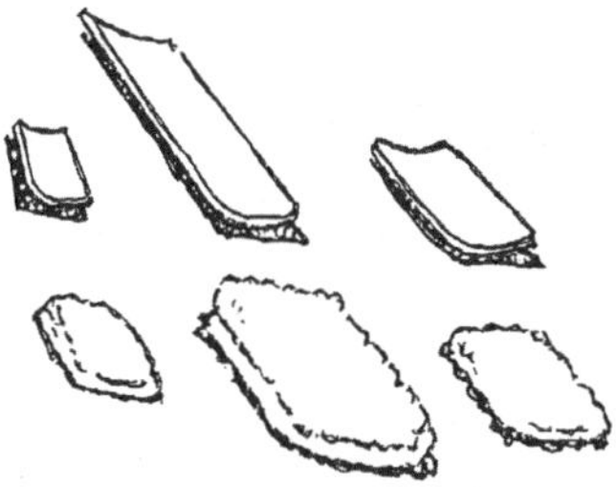

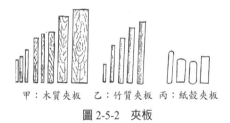

圖 2-5-1　壓板的棉墊

二、夾板

局部的夾板的厚度為 0.3～0.6 公分，其長短寬窄不等，必須因人因部位而異。人高者稍長，矮者稍

甲：木質夾板　乙：竹質夾板　丙：紙殼夾板
圖 2-5-2　夾板

短，胖人稍寬，瘦人稍窄。一般是肢體內側板稍短，外側板稍長；肢體屈曲時，屈曲側的夾板稍短，而肢體直時屈曲側的夾板則不須變短。但夾板長度以不超過骨折之骨的長度為限。（如圖 72）

其作用有二：一起固定作用，保持已整復的骨折和關節不再發生錯位；二起矯形作用，根據槓桿原理，與壓板、棉墊合用，可矯正成角或側方錯位的殘餘部分。矯正

側方移位時，一定要在沒有重疊的情況下才能生效。

三、托板與支架

1.**鐵絲托板**：用粗鐵絲製成框架，其間網以細鐵絲，用紙包裹，再套以紗布套即成。規格一般長 15～20 公分，寬 4～ 15 公分，根據需要選用。主要作用是支托傷肢，常與壓板、夾板同時應用；可隨需要而彎伸塑形，輕巧方便，用途甚廣。（如圖 2-5-3）

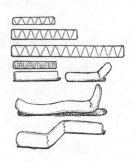

圖2-5-3　鋼絲插板

2.**直角托板**：主要用於小腿和足部骨折、脫位。分為活動的與固定的兩種。（如圖 2-5-4）

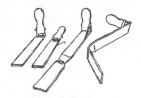

圖 2-5-4　直角托板

3.**支架**：專用於肱骨頸骨折的內收型，將傷肢固定在外展位，抵制內收動作，以免斷端復發移位。（如圖 2-5-5）

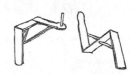

圖 2-5-5　支架

四、脊柱固定器具

1.**鋼背架**：先用鋼條製成架，再用皮革包裹而成，用於脊柱骨折、脫位等。

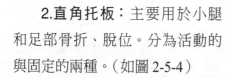

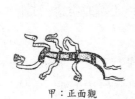

甲：正面觀　　　乙：固定後

圖 2-5-6　鋼背架

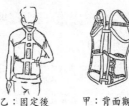

甲：背面觀　　乙：固定後

圖 2-5-7 橢圓形鋼背架

2.**皮腰圍**：用質地堅實的厚皮製作，用於腰骶部損傷。（如圖 2-5-8）

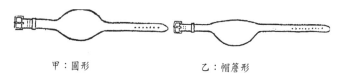

甲：圓形　　　　　乙：帽簷形

圖 2-5-8　皮腰圍

3.**皮背心**：用牛皮製成，腰椎和肩鎖關節移位時用，鎖骨骨折時也用。（如圖 2-5-9）

4.**竹連環板**：取同樣大小的竹片兩塊，寬 2〜3 公分，長度視病人腰段脊柱而定，一般約 20 公分。在兩竹片內穿數孔，用細帶穿過諸孔將二竹串連起來，兩竹片相距 1.5 公分。竹片兩端各繫二條對稱的布帶，以作固定之用。固定時，椎骨應在連環板兩竹片之間，上端的兩條繫帶繞過肩部在腋下打結，下端兩條繫帶在腰部打結常用於腰椎壓縮骨折患者。（如圖 2-5-10）

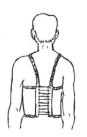

甲：固定後姿態

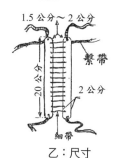

1.5 公分〜2 公分

繫帶

20 公分

2 公分

細帶

乙：尺寸

圖 2-5-10　竹連環板

五、其他用具

1.**膝圈**：髕骨骨折的專用器具。膝圈內徑 7 公分，用繫帶捆紮。（如圖 2-5-11）

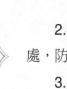

2.棉包：墊置在腋窩或膕窩處，防止神經血管受壓。

3.繃帶、三角巾、窄布帶、紗布、膠布、棉花、沙袋等，都是夾縛固定必需品。

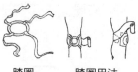

膝圈　　膝圈用法

圖 2-5-11　其他用具

✳ 第二節　四肢骨折脫位的固定要領

這裡只扼要介紹兩點，關於固定的詳細內容，參閱以後各章具體操作。

一、壓板和棉墊用法

骨折輕度成角和側方移位時，只用棉墊，不用壓板。骨折移位嚴重時，只用棉墊，壓力不夠，需增用壓板，用膠布把它們粘合在一起，棉墊變為壓板的內襯物，以免壓力過大壓傷組織。然後，用膠布把它貼在骨凸處的內層繃帶上。骨折無移位或未整復時，則不用棉墊和壓板。

二、夾板數量

根據部位和骨折脫位程度，夾板可多可少，甚至不用。肱骨、橈尺骨、股骨骨折，一般用四塊夾板置於傷側。小腿骨折用五塊夾板，後、內、外側各一塊，脛骨前嵴兩側和一塊窄板。腕舟骨骨折、指骨骨折和脫位只用一塊夾板。前臂柳枝骨折，在掌、背側各放一塊夾板即可達到固定目的。肱骨嵌入骨折無明顯移位者和肘關節單純後脫位時，可不用夾板，僅用鐵絲托板即可。

一、武當傷科萬應膏（《傷科方術秘笈》）

用於跌打損傷、脫位、骨折初期、局部紅腫疼痛、瘡癰初起尚未化膿者。

生山梔、生大黃各 150g，木瓜、蒲公英各 60g，土元、製香、製沒藥各 30g，天花粉、當歸各 20g，研細面，用鮮山藥搗膏或蜂蜜調膏外敷患處。

二、武當傷科迷昏散（《傷科方術秘笈》）

用於骨折、脫位復位前服用、復位不痛，亦可用於跌打損傷劇痛難忍者。此藥有毒，用時特慎。

生麻黃、細辛、薑黃、生川烏、生草烏各 10g，洋金花、鬧羊花各 20g，共研細麵，成人每次服 1.5g，開水送服，欲解時，用生甘草 30g 煎服。

三、武當三豐骨康膏（師授方）

用於骨折、骨髓炎、骨折後、骨痂不生長，新、舊骨折要求對位、對線良好者。

骨碎補 24g、五加皮 24g、製乳香 12g、製沒藥 12g、血竭 6g、麝香 1g、活肉鴿一隻。搗膏外敷患處。

四、武當傷科尋傷散（師授方）

用於骨折。傷處不明服用此藥，傷者自感藥力習習往來，自頭尋傷至雙手、雙足，周身一遍，若遇骨折處則颯

颯有聲。

乳香、沒藥、蘇木、降香、川烏（製）、松節各
10g，自然銅（製）30g，地龍、水蛭、血竭、龍骨（白色）
各15g，大螃蟹2隻、土狗10隻，共研細，每日服2
次，陳酒送服。

五、消瘀止痛膏（筆者師傳經驗）

用於骨折傷筋，初期腫脹疼痛劇烈，能消瘀、止痛。
一般用於皮膚未破而局部損傷者。

生木瓜30g、生梔子30g、生大黃15g、蒲公英60g、
地鱉蟲30g、乳香30g、沒藥30g，共研細末，飴糖或凡
士林調膏敷患處。

六、接骨續筋膏（筆者師傳經驗）

適用於一切骨折、骨碎及筋斷、筋裂等嚴重筋骨損傷
症之中期，能接骨續筋。

自然銅、荊芥、防風、五加皮、皂角、茜草、川斷、
羌活、獨活各12g，乳香、沒藥、桂枝各60g，白及、血
竭、硼砂、螃蟹末各120g，骨碎補60g、細辛60g、遼刁
竹60g、紅花60g、赤芍60g、活地鱉蟲60g，共為細末，
飴糖或蜂蜜調敷患處。

七、萬靈膏（《正骨心法要旨》）

主治跌打損傷，能消瘀散毒，舒筋活血，止痛接骨，
兼去麻木風痰、寒濕疼痛等症。

伸筋草、透骨草、紫荊皮、當歸、自然銅、沒藥、血
竭各30g，川芎24g、赤芍60g、半兩古銅錢一枚（醋
淬），紅花30g，川牛膝、五加皮、石菖蒲、茅朮各

15g，木香、秦艽、蛇床子、肉桂、附子、半夏、石斛、萆薢、鹿茸各 10g，麝香 6g，除血竭、沒藥、麝香各研末另包外，餘藥先用麻油 5kg，微火煨浸三日，然後熬黑為度，去滓，加黃丹 2.5kg，再熬至滴水成珠，離火，候少時藥溫，將血竭、沒藥、麝香下入，攪勻取起，去火毒，製膏藥烘熱貼傷處患處。

八、武當外用接骨膏（筆者師傳經驗）

主治骨折、骨碎及經絡扭傷。

骨碎補、血竭、硼砂、當歸、乳香、沒藥、川斷、大黃、自然銅、地鱉蟲各等份，共為細末，飴糖或凡士林調敷。

九、武當跌打丸

治跌打損傷，筋斷骨折，瘀血攻心等症。

當歸 30g、地鱉蟲 30g、續斷 30g、川芎 30g、血竭 30g、大螃蟹粉 30g、沒藥 30g、麻黃 60g、自然銅 60g、乳香 60g、麝香 3g，共研細末蜜丸，每丸重 6g。每服一至二丸。

十、活血止痛湯（《傷科大成》）

有活血定痛之功。

當歸、川芎、乳香、蘇木、紅花、沒藥、地鱉蟲各10g，三七 6g、赤芍 20g、陳皮 10g、落得打 15g，水煎服。

十一、復元活血湯（《傷科彙纂》）

治損傷積血，脅下作痛，甚者大便不通，能去瘀生新，為傷科常用方。

柴胡、花粉、歸尾、山甲、桃仁、紅花各 10g，大黃

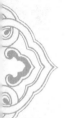

6g、甘草 5g，水煎服。

十二、新傷續斷湯（筆者師傳經驗）

適用於新傷，骨折初中期。

歸尾 12g、地鱉蟲 6g，乳香、沒藥各 30g，自然銅（醋煅） 12g、丹參 10g、骨碎補 15g、澤蘭葉 10g、延胡索 15g、蘇木 10g、續斷 15g、桑枝 15g、桃仁 6g，水煎服。

十三、七釐散（《良方集腋》）

跌打損傷，遍身腫痛，骨折筋斷，能散瘀活血，消腫止痛。

硃砂 3g、冰片 1g，乳香、沒藥、紅花各 10g，麝香1g、血竭 32g、兒茶 10g，共為細末，每服 1～2g。

十四、黎桐丸（《正骨心法要旨》）

治跌打損傷，瘀阻氣滯，劇烈疼痛，或瘀血攻心，不省人事及一切無名腫毒、昏困欲死等症。

牛黃、冰片、元寸各 7g，阿魏、雄黃各 30g，大黃、兒茶、三七、天竺黃、血竭、乳香、沒藥、藤黃（隔湯煮十數次，去乳沫，用山羊血 15g 拌曬，如無山羊血，以家羊血代之）各 6g，共為細末，將藤黃化開為丸如芡實大，若乾，稍加白蜜，外用蠟皮封固。內服用無灰酒送下，外敷用茶滷磨塗。

十五、接骨片（武當秘傳經驗方）

用於骨折中期，瘀漸化，腫漸退，有接骨續筋之功。

骨碎補、自然銅、地鱉蟲、當歸、元胡索等份，研末，製成片劑，日服 3 次，每次 5 片（約 2g）。

十六、接骨丹（又名奪命接骨丹，經驗方）

主治各種骨折、骨碎，服之能使斷骨迅速接續。

歸尾 12g，乳香、自然銅、骨碎補、桃仁、大黃、雄黃、白及各 30g，血竭、地鱉蟲、三七、赤芍、紅花、兒茶各 15g、麝香 1g、硃砂 6g、冰片 6g，上藥共為細末，水蜜為丸，每次用 2g，日服 3 次。

十七、續骨活血湯（武當秘傳經驗方）

功能續骨活血，祛瘀止痛。主治骨斷、骨碎。

當歸尾、赤芍、白芍、生地、紅花、地鱉蟲、骨碎補、煅自然銅、川續斷、落得打、乳香、沒藥各 6～10g，煎湯內服。疼痛嚴重者加三七末沖服，吐血者加藕節、茜草等藥。

十八、太乙骨折丸（武當秘傳經驗方）

理氣活血，續筋接骨，用於跌打損傷、筋骨斷裂。

炒蛋皮粉 60g、無名異 60g、焙旱公牛蹄 32g、紫河車 32g、甜瓜子 32g、醋自然銅 16g、廣皮 15g、炒馬前子 3g，共為細末，煉蜜為丸，每丸 10g，日服 2～3 丸。

十九、續斷補筋片（武當秘傳經驗方）

治骨折傷筋後期。

丹參、牛膝、熟地、紅花、川斷、製首烏、白朮、當歸、木瓜、補骨脂、五加皮、鹿角粉、猴骨粉各等份，研細麵，製片服。

二十、健步虎潛丸（《傷科補要》）

治跌打損傷，血虛氣弱，下部腰胯膝腿疼痛，筋骨痠軟無力，步履艱難。

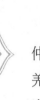

龜板膠、鹿角膠、黃狗骨、製何首烏、川牛膝、杜仲、鎖陽、當歸、熟地、威靈仙各 100g，黃柏、人參、羌活、白芍、白尤各 50g，大川附子 45g，共為細末，煉蜜為丸，每服 10g，空心淡鹽湯送下，冬日淡黃酒送下。

二十一、生血補髓湯（《傷科補要》）

為扭挫傷筋及脫臼復位後，補虛調理之劑。

生地、白芍、川芎、黃蓍、杜仲、五加皮、牛膝、紅花、當歸、續斷各 10g，煎湯內服。

二十二、桃花散（《外科正宗》）

用於創傷止血。

風化石灰 500g、大黃 260g，二味同炒，石灰色發紅，放地上去火毒，篩去石灰，留大黃，研細，撒傷處。

二十三、九一丹（《醫宗金鑑》）

長於提膿去腐。

熟石膏 90g、三仙丹 10g，共研極細末，撒於傷口，外蓋膏藥或藥膏。

二十四、七三丹（驗方）

提膿拔毒去腐，用於結核及骨髓炎創面。

熟石膏 70g、三仙丹 30g，共研細末。

二十五、黑虎丹（驗方）

祛瘀消腫散堅，用於肌肉堅硬、筋骨發炎等（皮破不用）。

冰片 15g、爐甘石 60g、輕粉 30g、炙山甲 30g、炙沒藥 30g、炙乳香 30g、孩兒茶 30g、麝香 15g、五倍子 30g、腰黃 80g、炙全蠍 40 隻、炙大蜘蛛 80 隻、炙蜈蚣

40 條。上藥依法炮製和勻共研細末，三黃油膏等隨症使用，將此藥末撒於膏藥或敷藥上面，敷貼患處。

二十六、生肌八寶丹（武當秘傳經驗方）

生肌收斂。

煅石膏 25g、炙象皮 30g、東丹 10g、龍骨 10g、輕粉 30g、血竭 10g、乳香 10g、沒藥 10g，研成極細末，外敷於創口。

二十七、丁桂散

能散寒祛風，溫經通絡。

丁香、肉桂等份，共研細末，加在膏藥上，烘熱後貼患處。

二十八、四生散（武當秘傳經驗方）

能溫經通絡，搜風祛濕，有局部止痛之功。

生川烏、生草烏、生南星各 6g，生半夏、細辛各 3g，共研為細末，加在膏藥上或用酒調敷。

二十九、舒筋藥水（武當秘傳經驗方）

治經絡攣縮、筋骨痠痛、風濕麻木。

生草烏、生川烏、羌活、生半夏、生梔子、生大黃、生木瓜、路路通各 120g，生蒲黃、樟腦、蘇木各 90g，赤芍、紅花、生南星各 60g，白酒 10kg、米醋 2.5kg，藥在酒醋中浸泡 7 天，嚴密蓋閉，裝入瓶中備用。患處熱敷或燻洗後，用棉花蘸本品在患處輕擦，日擦三五次。

三十、經靈酒（武當秘傳經驗方）

能活血止痛消腫。

生當歸 60g、紅花 30g、花椒 30g、肉桂 60g、樟腦

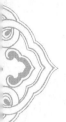

15g、細辛 15g、乾薑 30g，用 95%酒精 1kg 浸泡 7 天後加清水 100g 備用，每日用棉花蘸酒在患處揉擦 2 次，每次擦藥 10 分鐘。

三十一、茴香酒（武當秘傳經驗方）

治一切扭挫傷腫痛。

茴香 15g、丁香 3g、樟腦 15g、紅花 10g，用白酒 500g 溫浸，去渣取酒，用棉花蘸酒塗傷處，用手法揉擦。

三十二、傷油膏（武當秘傳經驗方）

在用手法按摩時，以指蘸藥，在患處揉擦，可起局部止痛、活血、消腫作用。

血竭 60g、紅花 60g、乳香 60g、沒藥 60g、兒茶 30g、白蠟 60g、冰片 6g（後入）、香油 1.5kg。上藥共為細末，後入冰片再研，將共溶化於煉過的油內，再入白蠟收膏。

三十三、活絡油膏（武當秘傳經驗方）

治傷筋結塊。

紅花、沒藥、白芷各 60g，當歸 240g、白附子 30g、鉤藤 120g，紫草、梔子各 60g，黃藥子 30g，甘草、劉寄奴、丹皮 60g，梅片 10g、生地 240g，乳香、露蜂房各 60g、大黃 120g、白藥子 30g，上藥置大鐵鍋內，再放入麻油 4.5kg，用文火將藥炸透，過濾去渣，再入鍋內武火燒熬，放黃蠟 1.5kg、梅片 60g，用木棍調勻均成膏裝盒。用手指蘸藥膏擦患處。

三十四、散瘀和血湯（《正骨心法要旨》）

治一切碰撞損傷，瘀血積聚。

番木虌、紅花、生半夏各 15g，骨碎補 10g、甘草 10g、蔥鬚 30g，水五碗煎滾，入醋 100g，再煎十數滾，燻洗患處，一日十數次。

三十五、海桐皮湯（《正骨心法要旨》）

治一切碰撞跌打損傷，筋傷骨錯，疼痛不止。

海桐皮、透骨草、乳香、沒藥各 6g、當歸 5g、川椒 10g，川芎、紅花各 3g，威靈仙、白芷、甘草、防風各 2g，共為細末，裝布袋內，紮口煎湯，燻洗患處。

三十六、四肢損傷燻洗方（筆者經驗方）

利關節，溫經通絡，活血祛風。

伸筋草 30g、透骨草 30g、香樟木 30g、甘松 10g、山奈 10g。

三十七、上肢損傷洗方（筆者經驗方）

治上肢骨折、脫臼、扭挫傷後經絡攣縮、痠痛不止，能活血舒筋。

伸筋草 15g、透骨草 15g、荊芥 10g、防風 10g、千年健 12g、劉寄奴 10g、紅花 10g、桂枝 12g、蘇木 10g、威靈仙 10g、川芎 10g，水煎燻洗，每日洗 2~3 次，每貼藥可洗 1 天。

三十八、下肢損傷洗方（經驗方）

治下肢損傷骨折、脫臼後經絡攣縮、強直痠痛不止，能活血舒筋。

伸筋草 15g、透骨草 15g，五加皮、三棱、莪朮、秦艽、海桐皮各 12g、牛膝、木瓜、紅花、蘇木各 10g，水煎，燻洗患處。

三十九、風寒砂

治腰腿疼痛、風濕性關節疼痛，能祛風散寒。

麻黃、歸尾、附子、透骨草、紅花、乾薑、桂枝、牛膝、白芷、荊芥、防風、木瓜、生艾葉、羌活、獨活各等份，用醋水各半，將藥熬成濃汁，再將鐵生砂炒紅後攪拌藥汁製成風寒砂。用時加醋約 25g，裝入布袋內，自然發熱，敷在患處。如太熱時可稍移動。

四十、正骨燙藥（經驗方）

能活血舒筋。

當歸、羌活、紅花、白芷、乳香、沒藥、骨碎補、川斷、防風、木瓜、川椒、透骨草各 12g，加醋拌潮諸藥裝入布袋，放於蒸籠內，蒸熱後敷在患處。

四十一、燙藥方（經驗方）

治腰腿疼痛，風濕麻木。

荊芥、防風各 6g，桂枝、透骨草各 10g，羌活、獨活各 6g，海桐皮 10、川椒 10g、桑枝 10g、防己 10g，共為末，另用大青鹽 50g，與藥末共炒熱，裝布袋內紮口，燙局部傷處。

四十二、桃仁承氣湯（《外科補要》）

治損傷血滯於內作痛，或腹痛、脅痛，或發熱發狂等症。

桃仁、大黃、芒硝、桂枝、甘草各 10g，煎湯內服。

四十三、雞鳴散（《外科補要》）

從高墜下及木石所壓，胸腹等部瘀血凝積，痛不可忍。

歸尾 15g、桃仁 10g、大黃 30g，酒煎取藥汁，雞鳴時服，至天明攻下瘀血即癒。（在臨證時劑量根據體質不同加以調整）。

四十四、大成湯（《外科正宗》）

治自高墜下，不損皮內，瘀血流注臟腑，昏沉不醒，二便秘結。

當歸、蘇木、紅花、木通、枳殼、厚朴、大黃、朴硝、陳皮各 10g，甘草 6g，煎湯內服。

四十五、活血化瘀湯（經驗方）

治一切新傷、瘀阻腫脹疼痛。

當歸尾、赤芍、桃仁、防風、延胡索、黃芩、半夏各 10g，陳皮、川芎各 6g。水煎服。

四十六、柴胡疏肝散（《景岳全書》）

治跌打損傷所引起的胸脅內傷、瘀滯作痛。製香附、柴胡、陳皮、枳殼、白芍、川芎各 10g，甘草 6g，水煎內服。臨證常加用木香、延胡索等藥。

四十七、順氣活血湯（《傷科大成》）

治損傷氣滯、胸腹脹滿作痛。

蘇梗、厚朴、枳殼、砂仁、歸尾、紅花、木香、赤芍、桃仁、蘇木、香附各 10g，水、酒各半煎服。

四十八、清心藥（《瘍醫準繩》）

治打撲外損、骨折脫臼、刀斧砍傷等及肚皮傷破腸出者。

當歸、川芎、赤芍、生地黃、黃芩、黃連、連翹、丹皮、梔子、桃仁各 10g，甘草 6g，水酒各半煎服。

四十九、十灰散（《十藥神書》）

治嗽血、吐血、咯血、嘔血。大薊、小薊、荷葉、側柏葉、茅根、茜根、山梔、大黃、丹皮、棕櫚皮、各等份燒灰，吞服 3～6g，或包煎 10～12g。

五十、和營止痛湯（《傷科補要》）

為活血通經止痛、祛瘀生新之劑。

赤芍、歸尾、川芎、蘇木、陳皮、乳香、桃仁、續斷、烏藥、沒藥各 10g，木通 6g，甘草 5g，煎湯內服。

五十一、定痛和血湯（《傷科補要》）

治挫扭傷後瘀血不散，有定痛和血之功。

當歸、紅花、乳香、沒藥、五靈脂、川斷、蒲黃、秦艽、桃仁各 10g，水酒各半煎服。

五十二、舒筋活血湯（《傷科補要》）

主治經絡、筋膜、筋腱損傷，為傷筋中期及脫臼復位後調理之劑。

羌活、防風、荊芥、獨活、當歸、續斷、青皮、牛膝、五加皮、杜仲、紅花、枳殼各 10g，煎湯內服。

五十三、活血舒筋湯（經驗方）

治療傷經與錯筋、筋攣、關節腫痛不舒等症。

歸尾、赤芍、片薑黃、伸筋草、松節、海桐皮、落得打、路路通、羌活、獨活、防風、續斷各 10g，甘草 6g，上肢加用川芎、桂枝，下肢加用牛膝、木香，痛甚者加乳香、沒藥，水煎內服。

五十四、四君子湯（《和劑局方》）

治一切陽虛氣弱，脾胃虛弱，胸中痞滿，飲食少思，

大便不實，脈來細軟，為補氣、養心、益脾胃之基礎方。

人參 10g，雲茯苓、白朮各 15g，甘草 10g，煎湯內服。

五十五、四物湯（《局方》）

治一切血虛，日晡發熱，煩躁不安者，均宜服用，為損傷血證通用之劑。

當歸、川芎、白芍各 15g，生地 20g，煎湯內服。瘀血多加桃仁、紅花，稱為桃紅四物湯。痛甚加乳香、沒藥。

五十六、八珍湯（《正體類要》）

治損傷後氣血兩虛，係由四物湯合四君子湯而成，為氣血兼補之劑。

人參、白朮、茯苓、甘草、當歸、熟地、川芎、白芍各 10g，煎湯內服。

五十七、補中益氣湯（《脾胃論》）

治跌打損傷，元氣虧損，氣血虛弱，不能生肌收斂。或兼飲食勞倦，頭痛身熱，煩躁作渴，自汗倦怠，飲食少思等症。

黃蓍 8g、人參 3g、白朮 3g、甘草 2g、當歸 2g、陳皮 2g、柴胡 2g、升麻 2g，薑、棗煎湯內服。

五十八、歸脾湯（《濟生方》）

治跌仆等症，氣血損傷，或思慮過度，勞傷心脾，血虛火動，夜寐不安，或怠惰嗜睡，怔忡驚悸，自汗盜汗，大便不調，或血上下妄行。

白朮 10g、黃蓍 20g、茯神 10g、人參 10g、遠志

10g、木香 10g、甘草 6g、棗仁 15g、當歸 15g、桂圓 15g，薑、棗煎湯內服。

五十九、壯筋養血湯（經驗方）

有活血壯筋之功，為損傷經絡後調理之劑。

白芍、當歸、川芎、紅花、生地、懷牛膝、丹皮、續斷、杜仲各 10g，煎湯內服。

六十、左歸丸（《景岳全書》）

治真陰腎水不足，精髓內虧，腰痠腿軟，頭昏眼花，寒熱往來，自汗盜汗。

熟地 250g，山藥、萸肉、枸杞、菟絲子、龜板膠、鹿角膠各 125g，川牛膝 90g，共為丸，食前服用 10g。

六十一、右歸丸（《景岳全書》）

治元陽不足，或勞傷過度，而致神疲氣怯，心跳不寧，四肢無力。

熟地 250g，山藥、萸肉、枸杞、菟絲子、杜仲、鹿角膠各 125g，當歸 90g，附子、肉桂各 60g，共為丸，每服 10g。

六十二、麻桂溫經湯（《傷科補要》）

治傷後著寒，或陳傷而有風濕兼症，專能通經活絡祛瘀。

赤芍、麻黃、桂枝、紅花、白芷、細辛、桃仁各 6～10g，甘草 5g，煎湯內服。

六十三、大活絡丹（《蘭台軌範》

治一切中風癱瘓，痿痺痰厥，拘攣疼痛，癰疽流注，跌打損傷。

白花蛇、烏梢蛇、威靈仙、兩頭尖、草烏、天麻、全蠍、首烏、龜板、麻黃、貫眾、炙草、羌活、官桂、藿香、烏藥、熟地、大黃、木香、沉香以上各 6g，細辛、赤芍、沒藥、丁香、乳香、殭蠶、天南星、青皮、骨碎補、白蔻、安息香、黑附子、黃芩、茯苓、香附、玄參、白尤各 30g，防風 80g，葛根、虎脛骨、當歸各 45g，血竭、地龍、犀角、麝香、松脂各 15g，牛黃、片腦各 5g，人參 90g。

共為細末，煉蜜為丸，金箔為衣，每丸 3g。

六十四、小活絡丹（片）（《局方》）

主治跌打損傷，瘀血停滯，寒濕侵襲經絡作痛，肢體不能屈伸。能溫寒散結，活血通絡。

天南星、川烏、草烏、地龍各 200g，乳香、沒藥各 70g，為細末，麵和丸，開水吞服，或四物湯化下。

六十五、獨活寄生湯（《千金方》）

治腰脊損傷後期，風濕痺痛，能益肝腎，補氣血，祛風濕，止痺痛。

獨活、桑寄生、杜仲、牛膝、細辛、秦艽、茯苓、桂心、防風、川芎、人參、甘草、當歸、白芍、乾地黃各 10g，煎湯內服。

六十六、溫經通絡膏（經驗方）

主治骨與關節經絡損傷，兼有風寒濕外邪者，或寒濕傷筋，或陳傷勞損等症，以致骨節痠痛、經絡不利者。

乳香、沒藥、血竭、麻黃、樟腦、馬錢子各 25g，共為細末，飴糖或蜂蜜調敷。

六十七、三色敷藥（經驗方）

能消腫止痛，續筋骨，利關節，治濕寒痹痛。

黃荊子（炒黑）250g、紫荊皮（炒黑）250g，全當歸、五加皮、木瓜、丹參、羌活、赤芍、白芷、片薑黃、獨活各 60g，甘草 18g、秦艽 30g、天花粉 60g、懷牛膝 60g、川芎 30g、連翹 24g、威靈仙 60g、木防己 60g、防風 60g、馬錢子 60g，共研細末，用蜂蜜或蛋清調膏外敷傷處。

六十八、膜韌膏（經驗方）

通用於跌打損傷初、中、後期，有活血舒筋、消腫止痛、祛寒通絡等功效。

白鳳仙花、生梔子、細辛、紅花、羌獨活、當歸、製乳沒、蘇木、樟腦各 200g，生甘草、公丁香、血餘炭、生石膏、山柰各 300g，紅粘穀子 300g、血竭 50g，均研細末，飴糖調敷。

六十九、清營退腫膏（經驗方）

治骨折傷筋初期，紅腫痛。

生大黃 60g、生川柏 30g、黃芩 30g、東丹 30g、天花粉 30g、滑石 30g、芙蓉葉 60g。

共為細末，凡士林調敷。

七十、養筋健骨湯（經驗方）

治筋骨損傷中、後期，腰膝痠軟，以及陳傷後遺關節欠利、掣痛。

黨參 20g、當歸 20g、赤芍 15g、骨碎補 15g，補骨脂、澤瀉各 10g，鹿角霜 12g、陳皮、白朮各 6g。

七十一、消腫膏（經驗方）

治新傷骨折傷筋、血腫、焮紅脹痛。

大黃、白芥子、廣皮、生地、黃柏、烏藥、熟石灰、血竭、兒茶各 10g，川烏、木鱉子、半夏、白及、骨碎補、丹參、紅花、南星、自然銅、降香、赤芍、黃芩、香附各 15g，木香、乳香、桃仁各 12g，劉寄奴、梔子、當歸各 15g，以上共研末，以雞蛋清或飴糖調成糊狀，敷於患處。

七十二、壯筋祛風片（經驗方）

治軟組織損傷後遺瘓痛。

劉寄奴、當歸、赤芍、紅花、狗脊、首烏、細辛、牛膝等。

七十三、筋風丸（經驗方）

治一切陳傷風寒疼痛。

當歸、川芎、防風、細辛、桂枝、五加皮、虎骨、羌活、獨活、秦艽、肉桂、杜仲、天麻、威靈仙各等份，共為細麵，煉蜜為丸。

七十四、補腎壯筋湯（《傷科補要》）

能調補肝腎、強壯筋骨，傷科常用以治腎經虛損之習慣性脫臼及傷筋後期。

熟地、當歸、牛膝、山萸、茯苓、川斷、杜仲、白芍、青皮、五加皮，煎湯內服。

七十五、大活絡湯（經驗方）

活血通絡，治四肢關節游走疼痛以及損傷後期筋骨瘓痛。

製川烏、製草烏、羌活、獨活、五加皮、防風、黨參、升麻、當歸、赤芍、陳皮各 6g。水煎湯內服。

七十六、武當秘製鐵彈丸（師授方）

用於跌打損傷，新、舊勞損，風寒濕痺及頸椎病，腰椎病。有嚴重心臟病、腎臟病、肝臟病、孕婦等患者，應在醫師指導下使用。

製川烏、製草烏、五靈脂、製乳香、製沒藥、薄荷冰、麝香，共研細麵，煉蜂蜜為丸，每丸至 6g，每次服 1丸，每日服 3 次。

七十七、武當祖師方

用於跌打損傷、閃腰岔氣、外傷疼痛難忍。

當歸 20g、澤瀉 20g、川芎 10g、蘇木 10g、紅花10g、桃仁 10g、丹皮 10g，水、酒各半煎服。

七十八、萬應紅玉膏

麻油 750 毫升，雞蛋黃 10 個（煮熟），胎兒髮 10g，黃蠟、冰片各 16g，黃丹 200g。先將麻油煎極滾。下雞蛋黃一枚，煎枯去之。十枚盡後，下胎兒髮煎烊化以棉布濾淨。再入黃蠟，待沫淨離火，用槐枝攪，入黃丹、冰片稍冷入水浸一夜出火毒，將藥膏收放瓷罐備用。凡遇破傷瘡毒潰爛，以棉布攤貼傷處，配生肌散摻之。

七十九、枳馬二仙丹（師授方）

治跌打損傷、筋斷、骨折、痛不可忍者。

枳殼 250g、馬前子 250g，用童便將二味藥浸泡 49天，每天換一次童便。浸泡後，再用長流水沖洗三天三夜，如法製成細末，每次用 0.5～0.8g。

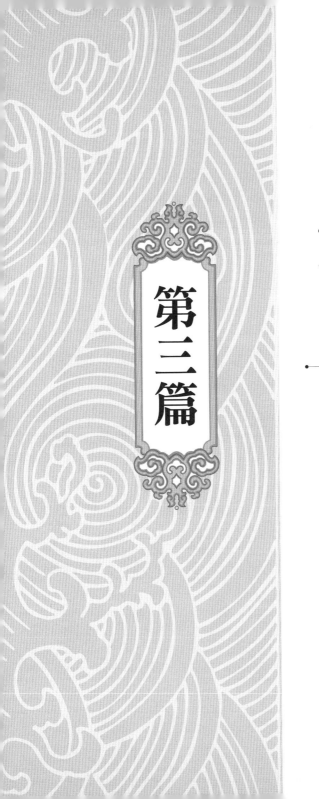

第三篇

三關六節脫位的治療

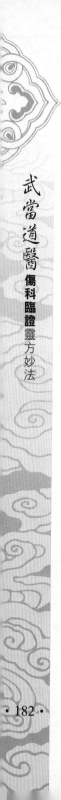

總　論

　　三關者：分為上三關和下三關，上三關指肩、肘、腕，下三關指髖、膝、髁。六節是指上、下三關中的六個關節。

　　三關六節損傷可分為：脫位、骨折、體虛勞損、皮肉創傷。

　　脫位，即是構成關節的各骨端的關節面，因外傷或其他原因失去了正常的連接關係，彼此不能自行恢復其原來位置者，稱為脫位，或者稱為脫臼。

　　武當傷科認為，構成關節兩端的關節面失去了原來的正常位置，稱為「脫位」與「錯位」。

　　錯位與錯縫是指關節面正常位置改變的程度不同而言。脫位是指關節中有一端骨頭離開了關節囊，兩端關節面完全失去了連接。錯縫是關節中的兩端，骨頭仍都在關節囊內，只是關節面間縫的解剖位置發生了改變，脫位常見三關六節中的肩、肘、腕、髖、膝、髁，錯縫常見腕、踝及軀幹骨關節。

　　手法治療上要求：

　　「從哪兒脫出來，必須從哪送回去」，認為不論何處、何形的銳位與錯縫，有其出路，必有其回路。醫生必須先查清出路，心中明白其回路，掌握熟練的手法，有深

厚的功夫，在病人驟然不知的情況下達到復位的目的。

藥物治療上採用外擦、外敷與內服藥相結合，以解痙止痛，消腫強筋為主。

藥方多以本門派歷代祖傳方為主，有時也選用民間土方、土法及武當山中的草藥方。

一、練功治療法

凡脫位復位及固定後，一切沒有被固定的關節應儘早做主動功能鍛鍊。關節附近的肌肉亦要做主動收縮活動，防止肌肉萎縮，關節僵硬等併發症，並可增加局部血液循環，加速軟組織損傷的修復，使之逐漸恢復到原來正常功能。

二、針灸治療法

根據不同時期用不同的方法，受傷初期、局部腫脹較重，這時多採用瓷針點刺放血，以消腫。

中期以復位固定，多以臨近取穴或者循經取穴，後期可用溫針或者火針，並講究按子午流主取穴法取穴。

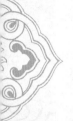
武當道醫 傷科臨證靈方妙法

第一章
肩關節脫位的治療

✳ 第一節　肩關節解剖特點

肩關節由肩胛骨上的關節盂和肱骨頭組成的，它是一個典型的球窩關節，肱骨頭大於關節盂 3～4 倍，肩關節外有比較鬆弛的關節囊，關節盂周圍的關節緣來加深關節盂，對肩關節有加固作用，加固肩關節結構的還有喙肱肌和喙肱韌帶、喙肱二頭肌長腱。

由於肩關節連接骨的面大小相差很大，關節囊又比較鬆弛，韌帶少而弱，所以堅固性較差。

比較而言，肩關節的前、後側、上側均有肌肉、韌帶及肌腱保護，而前下方則比較薄弱，所以肱骨頭容易從此處脫出。

肩關節活動功能範圍：

前屈：90°，背伸 45°，內收：至體側，外展：90°，內旋：80°，外旋：30°，高舉：90°。

瞭解了肩關節的這些正常功能的活動範圍，在勞動、運動中就要避免這些功能範圍外的活動。

當然在擒拿格鬥中，若能將敵方肩關節背伸超過 45° 以上，肱骨軸線方向予於一定力量，就可使其肩關節向前脫位。

✳ 第二節　肩關節脫位的臨床表現

1. 肩部明顯腫脹、疼痛。

2. 患肩傾斜下垂，健側之手常托患側前臂。

3. 患側手摸健側肩時，肘部不能貼近胸肋部。患側呈方形肩，觸診肩峰下有空虛感，在腋下可摸到肱骨頭。

4. X 光拍片可確診。

✳ 第三節　肩關節脫位的復位方法

一、坐位復位法

【準備】令患者低坐於大方凳上，用武當經靈酒加熱外擦傷處，並在患處作輕度按摩，解除肌肉的緊張。

【手法】以所傷左肢為例，術者站於患者左側，右腳踏在患者所坐的凳上，右膝頂於患者左腋窩，將傷肢外展90°至術者身後，術者以左手從身後握其左腕，右手掌擒住患者左肩峰，右膝頂，左手拉，右手推，徐徐用力，然後右膝抵住患者左臂肱骨頭，腳掌用力向上一頂，即可復位。

【復位後固定】將肩關節置於內收、內旋位置，屈肘70°～90°，傷處敷武當傷科萬應膏，繃帶固定上臂，三角巾懸吊前臂即可。

二、臥位復位法

【準備】令患者仰臥床上，用武當傷筋藥酒加熱外擦患處，並在患處作輕度按摩，解除肌肉緊張。

【手法】以傷右肢為例。

術者面向患者，左腳立於傷肢一側的床邊，右臀部坐於床上，右腿伸直，腳跟置於患者右腋窩，緊貼胸壁用力蹬伸，並向外推其上臂上端，兩手握患者傷肢手腕，在肩外旋、稍外展位置，沿傷肢縱軸方向緩慢而有力地牽拉，然後徐徐內收、內旋，利用足跟為支點的槓桿作用將肱骨頭由關節盂下方擠入關節盂內。

【復位後固定】將肩關節置於內收、內旋位置，屈肘70°～90°，傷處敷武當傷科萬應膏，繃帶固定上臂，三角巾懸吊前臂即可。

三、梯上牽引法

【準備】用上肢損傷洗方熱敷患處半小時。

術者以手握其臂作旋轉內收、外展、前展、後伸之運動，活動範圍由小到大，勿使患者感到疼痛，並囑患者精神不要緊張，直達到肱骨頭微有活動的感覺為度。

【手法】將木梯斜靠於牆上，在較患者微高之梯蹬上置棉墊以繃帶包紮好，患者立凳上，將患者脫位上肢跨於包好棉墊的梯登上，使患肢下垂，令一助手自梯下牽引患肢向下，聽術者指揮用力。

術者握住患者，與其第二助手將患肢向下牽引，並作旋轉及內收動作，逐漸用力（且不可用力過猛，否則易發生骨折）持續牽引到 10 分鐘，肱骨頭可達關節盂。經檢查認定確實復位後，可扶住患肢使患者離開木梯。

【復位後固定】將患肢肘關節屈曲 70°，掌心向上，患處外敷武當傷科萬應膏，繃帶包紮固定，三角巾懸吊患肢於胸前。

【注意】坐位復位法適合新傷脫位，且身體壯實者。臥位復位法適合新傷脫位，且身體虛弱者。梯上牽引法適合陳舊脫位患者。

✳ 第四節　肩關節損傷的練功療法

肩關節脫位復位後，早期進行練功鍛鍊，可活血消腫防止肩周肌肉攣縮，關節強直。

一、幼鳥受食功

【預備】兩腳開立與肩同寬，兩臂自然垂於腿兩側。

【動作】屈肘上提，兩手掌與兩臂相平提至胸前，掌臂皆與肩平，掌心向下。兩手掌緩慢下按，至兩臂下垂伸直為度。屈肘上提時吸氣，肩部放鬆。兩手下按時呼氣，兩肩微向上聳動。

動作緩慢，呼吸自然，用意不用力。

【作用】對肩關節部位的經絡和肌肉有舒展和增強機能的作用。

二、左右開弓功

【預備】兩腳開立與肩等寬。兩臂緩慢抬起，將手掌橫在面前與眼相平，掌心向外，手指稍屈，肘斜向前。

【動作】兩臂同時用力向兩側拉開，手掌慢慢變成虛拳，兩臂緩慢伸直，胸部儘量挺出。兩臂回屈時兩拳放開變成掌，恢復預備姿勢。開弓時吸氣，還原時呼氣。

開弓時兩臂平行伸開，不宜下垂，肩部及掌腕用力，動作宜緩慢，逐漸向後拉，使胸挺出。

【作用】恢復肩部的正常功能。

✷ 第五節　肩關節損傷的針灸療法

肩部脫位多取肩 、曲垣、巨骨、天宗、肩髎、肩前等穴進針。

✷ 第六節　肩關一損傷的藥物療法

【內服】生血補髓湯，外擦經靈酒、茴香酒、傷油膏等。

第二章
肘關節脫位的治療

❋ 第一節　肘關節的解剖特點

　　肘關節是由肱尺關節、肱橈關節和橈尺關節這三個關節組成的，它們共同包在一個關節囊內。加固肘關節的韌帶有橈側副韌帶（在肘關節外側）、尺側副韌帶（在肘關節內側）、橈骨環狀韌帶（在尺骨的橈骨切跡和橈骨小頭環狀關節面周圍）。

　　由於這三條韌帶只對肘關節的內側、外側和尺骨、橈骨之間有加固作用，而肘關節的前面和後面的關節囊壁薄弱而鬆弛，又沒有韌帶加固，尺骨半月切跡前端冠狀突又較短小，所以最容易發生肘關節後脫位。

　　肘關節活動功能範圍：

　　屈曲 140°，伸直 180°，肱骨滑車軸線與肱骨幹軸線成 80°角，肱骨幹軸與前臂軸成 170°角。

　　屈曲肘關節到極點時，由於尺骨上的冠突頂於肱骨上的冠狀窩內，所以上臂間仍存在一個銳角，此角男性為 40°，女性為 30°。

　　瞭解了肘關節的活動功能範圍，就要避免這些功能範圍外的活動。屈曲不能超過 140°，伸直不要超過 180°，否則容易發生後脫位。向後跌倒時應避免直臂手掌撐地。

✵第二節　肘關節脫位的臨床表現

1. 患者肘腫脹、疼痛。

2. 呈半屈狀畸形、肘後方凸起，前臂縮短，功能活動障礙。

3. 摸診時發現鷹嘴後突，肘部後空虛、凹陷。

4. X 光檢查可確診。

✵第三節　肘關節脫位的復位方法

一、膝肘復位法

【準備】患者取坐位，先將肘關節慢慢逐步屈曲，術者站在患者對面，用武當經靈酒加熱外擦患處，使局部肌肉鬆弛。

【手法】以傷左肢為例。術者左腳蹬在患者所坐的椅子上，屈膝。以膝頂在肘窩內，術者一手握住固定傷肢上臂，一手握住患肢腕部向前方用力牽引，聽到復位聲時復位成功。

【復位後固定】將肘關節屈曲 90°，以直角夾板繃帶固定，並以三角巾將傷肢懸於胸前。

二、牽引曲肘法

【準備】患者取坐位，用武當經靈酒加熱外擦傷處，使局部肌肉鬆弛。

【手法】助手站於患者身後，雙手握患肢上臂，術者一手握患肢腕部，另一手拇指抵肱骨下端向後推壓，其餘四指勾牢尺骨鷹嘴，與助手對抗牽引數分鐘，並逐漸慢慢

曲肘關節，即可復位。

【復位後固定】將肘關節屈曲 90°，外敷武當傷科萬應膏、直角夾和繃帶固定，以三角巾將傷肢懸吊於胸前。

✳ 第四節　肘關節損傷的練功療法

一、板指功

【預備】患者坐位或站位均可練習，掌心向上，屈曲患肘，全身放鬆，思想集中。

【動作】患手由拇指開始向掌心慢慢屈曲，依次屈曲食指、中指、無名指、小指，最後形成半握拳。再由小指、無名指、中指、食指、拇指依次放鬆。每天做 300 遍（每伸屈一次為一遍），可分 3 次完成。

【作用】肘關節損傷初期，能活血通經、消腫止痛。

二、白蛇探路功

【準備】患者取坐位，將患臂放於桌上，墊以軟墊。

【動作】慢慢伸直患肢，將小臂作內旋、外旋。再慢慢屈曲肘關節，屈曲時仍不斷作內旋外旋動作。每伸屈一次為一遍，每天做 300 遍，可分 3 次完成。

【作用】恢復肘關節的活動功能，防止肘關節肌肉粘連。

✳ 第五節　肘關節損傷的針灸療法

肘關節脫位多取：曲池、少海、外關、支溝、間使進針。

✳ 第六節　肘關節損傷的藥物療法

內服養血補髓湯，外擦茴香酒、傷油膏、上肢損傷洗方。

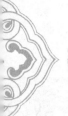

第三章

腕關節脫位的治療

✳ 第一節　腕關節的解剖特點

腕關節由尺骨和橈骨的下端與諸列腕骨構成。由橈側遠端起，腕骨排列是：大多角骨、小多角骨、頭狀骨、鉤骨；由橈側近端起，腕骨排列是：舟骨、月骨、三角骨、豌豆骨。為了幫助記憶編成歌訣：**大小頭狀鉤，舟月三角豆**。在這八塊腕骨中，以月骨向掌側脫位最為常見。原因是：月骨正面看為四方形，側面看呈半月形，掌側較寬，背則較窄，很像一個楔子狀，不很穩定，所以當手腕向後背時，月骨被橈骨下端和頭狀骨擠壓容易向掌側脫位。

腕關節活動功能範圍：背伸：35°～60°；掌屈：50°～60°；內收：30°～40°；外展：10°～15°。當手腕背伸到60°以上，再施加暴力，容易造成月骨脫位。

✳ 第二節　腕關節脫位的臨床表現

1. 腕部腫脹，疼痛劇烈。

2. 局部壓痛明顯，功能活動受限。

3. 腕關節橈骨下端突出，尺骨下端向下凹陷，畸形明顯。

4. X光拍片確診。

※ 第三節　腕關節脫位的復位方法

【準備】患者取坐位，平伸傷臂，掌心向下，先用武當經靈酒加熱外擦傷處。

【手法】助手握持病人傷臂近端肘關節處，作固定對抗牽引，醫者雙手拇指放在患肢掌側，餘指環抱傷腕背側，拇指用力向背側推月骨，同時與助手對抗牽引下，將傷腕拉向屈曲外，感到月骨有滑動感時，多數已復位。

※ 第四節　腕關節損傷的練功療法

一、青龍擺尾功

兩臂向前平舉，掌心向下，兩手由外向內徐徐擺動，做 50～100 次，再由內向外徐徐擺動 50～100 次。

【作用】防止腕關節傷後韌帶粘連，關節強直。

二、仙人立掌功

兩臂向前平舉，掌心向下，手掌儘量向背側翹起，靜心平息，默數 100～200 個數，盡力保持平舉，翹掌的姿勢，但以不勞累為度。

※ 第五節　腕關節損傷的針灸療法

腕部穴位使用最多的有：合谷、腕骨、陽池、大陵。

※ 第六節　腕關節損傷的藥物療法

【內服】舒筋活血湯，生血補髓湯。

【外擦】上肢損傷洗方，傷油膏，茴香酒。

第四章
髖關節脫位的治療

❋ 第一節　髖關節的解剖特點

　　髖關節是由髖骨的髖臼和股骨頭組成，它是一個典型的球窩關節。髖臼邊緣附有關節盂緣軟骨，這就加深了髖關節臼窩的深度，股骨頭的三分之二可以容納在髖臼內，兩者相互形成真空，能相互吸引。關節囊及周圍韌帶較堅強，主要韌帶是前壁有髖股韌帶，內上壁有恥骨囊韌帶，後上壁有坐骨囊韌帶，但內下壁和後下壁沒有韌帶保護，是該關節較為薄弱之處，故脫位易從此兩處發生。

　　髖關節功能活動範圍：屈曲 145°，過伸 40°，內收 25°，外展 30°，內旋 40°，外旋 40°。

　　髖關節的解剖特點決定了髖關節的穩定性和牢固性，所以一般髖關節是不易脫位的，但是在髖關節屈曲、內收時如有強大暴力撞擊膝前方，可造成髖關節向後脫位。當髖關節因暴力強度外展、外旋時，大轉子上端與髖臼邊緣形成支點，股骨頭因受槓桿作用，從髖臼前下方脫出，造成髖關節前脫位。

　　髖關節最大功能位置：外展 15°，外旋 10°，站立時屈曲 5°～10°，在運動中儘量避免過分屈、伸、收、展、旋轉，要防止在關節極限位時受到暴力撞擊，應經常保持

武當道醫傷科臨證靈方妙法

和及時恢復其功能位置。

✳ 第二節　髖關節脫位的臨床表現

一、後脫位

1. 患肢屈曲畸形，大腿位置向內側旋轉，患側膝部落在正常大腿的內側。

2. 患側比健側縮短 1 吋左右，正常的功能喪失。

3. 患肢足趾可觸及健則足跟內側。

4. 臀部顯著隆起，股骨頭向後上移，臀部因之顯得突出，用手可以摸到股骨頭，疼痛嚴重。

二、前脫位

1. 患側腿外展並向外旋，髖膝關節屈曲比健側腿長 1 寸左右。

2. 足向外旋轉，足跟外踝可與床面接觸，患肢疼痛嚴重。

3. 髖關節外側變平坦，在腹股溝可摸到股骨頭。

✳ 第三節　髖關節脫位的復位方法

一、拔伸足蹬復位法

【準備】正復前可先服武當傷科迷昏散（或在西藥麻醉下復位）。令患者仰臥床上。

【手法】以傷右肢為例。

術者面向患者，左腳立於傷肢側床邊，右臀坐於床上，右腿伸直，腳掌蹬於患者坐骨結節及腹股溝內側，兩手握傷肢踝部，手拉腳蹬，並將患肢略微旋轉，促使股骨

頭滑入髖臼，感到有入臼聲即復位。

【復位後處理】復位後囑患者全身放鬆休息片刻，將患肢輕放至屈膝位，健肢自動屈膝與患肢相比，觀察雙膝是否同高。隨後托住其膝膕窩將患肢慢慢伸直，觀察兩腿是否同長。若兩腿相比無差別，證明復位成功，可在患處敷武當傷科萬應膏，繃帶固定。

二、迴旋復位法

【準備】正復前可先服武當傷科迷昏散（或在西藥麻醉下復位）。令患者仰臥床上。

【手法】以傷右肢為例。助手按壓患者兩側的髖骨脊，術者左手握傷肢踝部，右臂以肘窩提托膕窩部，在牽引下緩慢屈髖、屈膝、內收、內旋髖關節，使髖關節屈曲，讓膝部接近右髖上方和腹部，然後再使膝外展、外旋、伸直髖關節即可復位。此法在操作過程中，患者傷肢在空間像是畫了一個大問號。

【復位後處理】復位後檢查法可參考前法。證明復位成功後，可在患處敷武當傷科萬應膏，固定後以沙袋制動。

【髖關節前脫位的復位法】可採用拔伸足蹬法，只是在手拉足蹬時，兩手使傷肢內收，同時腳向外支頂股骨頭，即可復位。

【復位後固定】復位後應使傷肢保持在內收、內旋位，伸直用沙袋制動。

✳ 第四節　髖關節損傷的藥物療法

【內服】生血補髓湯，健步虎潛丸，枳馬二仙丹。

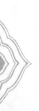

【外用】燙藥方，下肢損傷洗方，經靈酒，丁桂散。

�֍ 第五節　髖關節損傷後的練功療法

一、羅漢伏虎功

【預備】兩腳開立與肩同寬，兩手叉腰，四指在前，左腳向前。身體向右轉，雙目平視，上身伸直。右腿伸直，恢復預備式。左腿屈膝下彎，右腿伸直，右腿向前，身體向左轉，雙目平視，上身伸直。膝部下屈時，不必太低。速度要慢，腳要站穩。

【作用】活髖健腰強腿。

二、老君下蹲勢

【預備】兩腿開立與肩同寬，雙手抱肘。

【動作】腳跟輕提，腳尖用力，兩腿慢慢下蹲，儘可能使臀部觸及腳踝。堅持下蹲姿勢，時間越長越好。兩手放開變成掌，掌心向下，平伸雙臂，兩腿立起，恢復預備勢。下蹲時吸氣，起立時呼氣，下蹲時不能勉強，可根據自己身體情況，以上身能挺直，不前俯後仰，不覺勞累為度。

【作用】鍛鍊下肢，增加腰腿力量。

�֍ 第六節　髖關節損傷的針灸療法

髖關節損傷的針灸療法常用穴位有環跳、秩邊、承扶、居髎、懸鐘。

第五章
膝關節脫位的治療

✳ 第一節　膝關節的解剖特點

　　膝關節由股骨的內外側髁和脛骨的內外側髁的關節面和髕骨後面所構成。它是人體中比較複雜而又堅固的關節。股骨髁的關節面是橢圓形的，而脛骨兩髁關節面側是微凹形的，它們中間有半月板（外側厚中間薄）填充，半月板加深了關節窩，形成了橢圓形關節。

　　關節周圍有關節囊，囊的前壁有股四頭肌腱、髕骨及髕骨韌帶，囊的兩側有脛側副韌帶和腓側副韌帶，關節腔內有兩條相互交叉的十字韌帶。這些主要韌帶加固了膝關節，非強大暴力不易使其脫位。但是當膝關節伸直時，若受到前方和側方的強大暴力可造成脫位。

　　膝關節功能活動範圍：股骨軸線與脛骨軸線在膝關節外側形 170° 角，膝關節屈曲 145°，過伸 15°，最大功能位置為屈曲 5°～10°。

✳ 第二節　膝關節脫位的臨床表現

1.膝部腫脹明顯，出現畸形。

2.局部疼痛，壓痛劇烈。

3.膝關節功能喪失。

4. X 光拍片可見脫位情況。

✳ 第三節　膝關節脫位的復位方法

推擠提托法：

【準備】令患者仰臥，傷處擦武當經靈酒，請一助手兩手握住傷肢大腿，另一助手握住傷肢踝部和小腿，使膝關節保持半屈位，然後作對抗牽引，術者用雙手按脫位的相反方向推擠或提托股骨下端和脛骨上端，如有入臼聲即復位。

復位後使膝關節保持屈曲 15°～30°位置，外敷武當傷科萬應膏，用夾板固定。

✳ 第四節　膝關節損傷的練功療法

一、老君旋膝功

【預備】全身放鬆，兩腳並立，腳跟併攏。

【動作】身向前屈，兩手按雙膝，雙目注視前下方，雙膝自左向後、右、前三個方向作迴旋動作。作 8 次後再改為自後、左、前三個方向作迴旋動作，作 8 次再改方向。兩腳要站穩不動，兩腿微屈，每吸氣和呼氣一次，作膝部迴旋一周，量力而行，以不累為度。

【作用】恢復膝部功能，抵抗衰老。

二、金雞獨立功

【預備】鬆靜站立，一手扶椅背。

【動作】提起左腿、屈膝，使膝觸及小腹。右腿直立站穩。放下左腿，提起右腿，動作與左腿同，兩腿交替各

50次，但以不累為度。

【作用】增強下肢力量，恢復腰腿功能。

❋ 第五節　膝關節損傷的針灸療法

膝關節損傷常用穴位有風市、足三里、陽陵泉、陰陵泉。

❋ 第六節　膝關節損傷的藥物療法

【內服】健步虎潛丸、生血補髓湯。

【外用】下肢損傷洗方。

【外擦】傷油膏，經靈酒。

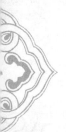

第六章
踝關節脫位的治療

✳ 第一節　踝關節的解剖特點

　　踝關節是由脛骨下關節面、內踝關節面、外踝關節面與距骨上方的滑車關節面構成，它是一個滑車關節，踝關節外面的有關節囊，囊外主要韌帶有距腓前韌帶、距腓後韌帶、跟腓韌帶及三角韌帶。

　　踝關節功能活動範圍：背屈：35°，跖屈：45°。最大功能位置：小腿軸線與腳掌軸線夾角為90°。

✳ 第二節　踝關節脫位的臨床表現

　　1. 踝關節腫脹、青紫、劇痛。

　　2. 踝關節畸形、功能障礙。

　　3. 若合併有骨折者，蹠部內、外翻，並可發現有異常活動及骨擦聲。

　　4. 一定要作X光拍片，以免誤診。

✳ 第三節　踝關節脫位的復位方法

　　【預備】令患者仰臥位，患部伸出床外，擦武當經靈酒。

　　【手法】助手雙手握住患肢小腿，術者站在傷足側，一手握住部用力伸拔，另一手掌心托住足跟部，拇、食指

分別捏住內踝或外踝，若內踝脫位者，從內踝向外踝進行推擠，同時背屈搖轉，以達復位。

✳ 第四節　踝關節損傷的練功療法

一、腳趾扳動功

【預備】仰臥在床，腳跟下墊一軟枕，腳趾放鬆，腳大趾與腿內側對準。

【動作】先由腳大趾放鬆向腳心彎下，其他腳趾放鬆伸直，腳趾彎時宜慢，彎下後略停片刻再伸直，伸直時亦宜慢。恢復預備勢略停，再扳腳二趾，每扳一趾都要進行這一來回過程，順序扳完五趾為一遍，每次扳五遍。

【作用】疏通足三陽經的經氣，疏通足三陰經的經氣，活血通氣，有利於傷處康復。

二、平臥空蹬功

【預備】仰臥硬板床上，全身放鬆。

【動作】由踝、膝、髖關節先屈曲到極度，再伸直，伸直時如用腳跟發力，彷彿蹬大木球，每次做 10～20 次。

【作用】恢復下肢功能。

✳ 第五節　踝關節損傷的針灸療法

踝部常用穴位有豐隆、足三里、照海、解谿、懸鐘。

✳ 第六節　踝關節損傷的藥物療法

【內服】生血補髓湯，健步虎潛丸。

【外擦】舒筋藥水，傷油膏，經靈酒。

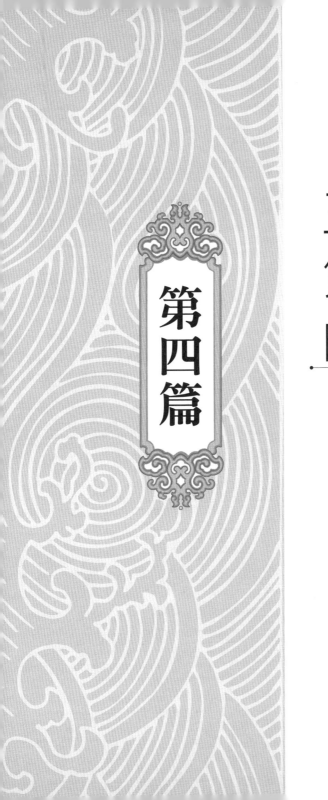

三關六節骨折的治療

第四篇

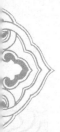

骨折總論

骨折是指骨的斷折，即骨的完整性、連續性受到破壞。常見的原因外傷（亦有病理性骨折）。外傷性骨折的原因，可依據其受傷的形式，分為下列兩種：

直接暴力傷：如打傷、壓傷、撞傷等造成。

間接暴力傷：如跌傷、負重、扭轉等造成。

✳ 第一節　骨折類型

一、按骨折是否與外界相通分類

閉合性骨折（不穿破皮的骨折）：骨折斷端不與外界相通者。（如圖4-0-1）

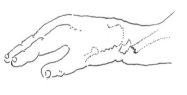

圖 4-0-1　閉合性骨折

開放性骨折（穿破皮的骨折）：局部皮膚有破口、骨折斷端直接或間接與外界相通者。（如圖4-0-2）

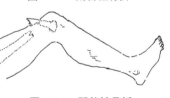

圖 4-0-2　開放性骨折

二、按骨折嚴重程度分類

不完全性骨折：係指骨頭不完全斷折，尚保持部分完整性，如骨彎、骨裂。

完全性骨折：係骨頭完全斷折，如骨折斷、骨破碎。

三、按骨折的形狀分類

斷端情況分為：橫形骨折、斜形骨折、粉碎骨折、嵌入性骨折、螺旋骨折、壓縮性骨折、樹丫形骨折、多段形骨折、青枝骨折。（如圖4-0-3）

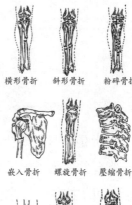

橫形骨折　斜形骨折　粉碎骨折

四、按骨折發生的時間分類

新鮮骨折，骨折在兩週以內者。陳舊性骨折，骨折在兩週以上者。

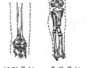

嵌入骨折　螺旋骨折　壓縮骨折

丫形骨折　多段骨折　青枝骨折

圖4-0-3　骨折類型

✳ 第二節　骨折的臨床症狀與診斷

一、病史

應詳細瞭解受傷的原因、時間、性質、體位、部位、暴力的大小、治療經過等。

二、局部腫脹，疼痛

常因骨折後瘀血、氣滯所引起。

三、畸形

骨折移位而引起。

四、功能障礙

骨折後，內部支架作用損害，導致正常功能障礙。

五、壓痛與縱擊痛

局部有明顯壓痛。如下肢骨折，叩擊足底，即覺骨折

處疼痛，為縱擊痛。

六、異常活動和骨擦音

完全性骨折，常發生假關節活動，同時還有兩側骨折端相互摩擦的聲音。根據情況配合 X 光確診。

✳ 第三節　武當傷科對骨折的治療原則

一、縱觀整體，緩急有先

以武當道教醫藥理論為依據，本著「急則治其標，緩則治其本」的原則，從全身著手，先救生命，後治骨折，如受傷骨折的病人處於休克狀態，當先搶救休克，有大出血者，當先止血，有內臟傷者，當先治內臟傷。

二、骨折對口，筋順肢端

骨折斷後，身體近端叫母骨，身體遠端叫子骨。接骨時是子骨去找母骨對口。

手法本著先分後合，對齊斷端的原則，運用牽、卡、擠、靠等手法將骨折對好口，然後將經絡理順，使氣血通暢，將肌肉拔正，以方便固定，將傷肢放於最佳治療位，可有利於斷骨的癒合，減少後遺症。

人是一個有機的整體，一脈不和周身不遂，故整復骨折時要特別注意調整好骨折斷端周圍的關係。

三、正確固定，練功自然

骨折整復畢，經檢查達到滿意程度後，正確的夾縛固定可謂是手法的繼續。夾縛固定方法正確，既可保持復位成果，又可矯正殘餘移位，彌補手法不足，錯誤的固定可使前功盡棄。

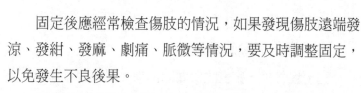

固定後應經常檢查傷肢的情況，如果發現傷肢遠端發涼、發紺、發麻、劇痛、脈微等情況，要及時調整固定，以免發生不良後果。

武當傷科認為，「氣血不虧筋骨健，內丹不足身體垮」，所以特別注意練功療法。它本著「天人合一，順其自然」的原則，採用動靜結合，先靜後動的功法康復。先靜能養其精，後動能通其經、行其氣、活其血。久練可癒其傷、強其體、延其命。

骨折患者練功要根據自己的情況，在醫生的指導下量力而行，一切順其自然，不可勉強，以免造成欲速不達反出偏差的後果。

四、對症用藥、內外相兼

骨折用藥施方，強調對症，俗話說：「用藥不對方，哪怕你用船裝」。意思是「用藥不對症，用得再多也沒用。」故武當傷科用藥，既注意局部，也強調整體。

認為：有其外必有其內，人體的皮、肉、筋、脈、骨皆是五臟所主，骨為腎所主，只要腎氣足，則骨就健，骨健一般不易骨折，即使發生骨折也容易癒合。所以在用藥時，除以消腫止痛、活血化瘀為主外，也非常強調開胃健脾、補腎壯骨。

用藥途徑內外相兼，認為外敷藥可彌補內服藥的不足，它有發揮作用快，副作用小，對局部症狀效果好的優點。

第一章
鎖骨骨折的治療

鎖骨位置淺表，是兩個彎形的長骨。骨折易發生於中 1/3 與外 1/3 交界處，斷端重疊畸形，近側骨折端易向上移位，遠端常向下移位。

一、發病原因

直接暴力傷：局部被擊傷所致，常見於格鬥所傷。

間接暴力傷：常見跌倒時，掌心觸地或肩部著地而引起骨折。

二、臨床症狀與診斷

1. 有外傷史。

2. 局部腫脹，疼痛。

3. 傷臂不能抬舉，患肩低於健則並向前傾斜，頭偏向患側。

4. 局部壓痛明顯，可摸到骨折端突出畸形。

5. 嚴重者可聽到骨擦音。

三、手法復位

1.準備：患者取坐位，醫者站於患肢外側，囑患者全身放鬆。

2.手法：術者一手拇指按壓在肩峰，餘指插在腋下向後上提托，使患者向前挺胸。另一手拇指按壓在骨折端前方，餘指在背後推擠，使凸出部復平，矯正重疊的畸形，

然後換一手提托腋下，另一手拇、食指對捏骨折近段端，以矯正側移位。

3.固定：在鎖骨上、下窩分別放一大小相宜的裹縮棉條，上蓋紙殼壓板，以膠布將其固於皮膚上；兩腋窩各放一棉紗卷（患側稍大），然後用繃帶從患肩向健側腋下施行單肩「8」字形包紮固定。屈肘 70°，用三角巾將患肢懸吊於胸前。每隔 2～3 日複查一次，令患者挺胸位拆開鎖骨上、下的棉條，觸摸骨折是否再移位，如發現移位，重新復位固定。連續觀察三次未發現再移位者，就不必再拆開棉條，直到拆除固定為止。兒童二星期、成人三星期即可拆除固定。

四、藥物療法

初期：固定時外敷武當傷科萬應膏，內服活血止痛湯、枳馬二仙丹。

中期：外敷接骨膏，內服枳馬二仙丹。

後期：外擦武當經靈酒，用八珍湯加減內服。

五、練功療法

參照肩關節脫位練功。

第二章
肱骨外髁頸骨折

肱骨外髁頸位於肩下 3～4 公分處，此處是鬆質骨和堅骨交界的部位，容易發生骨折，以老年人和壯年人多見。臨床上分為外展型、內收型兩種，前者較多見。

外展型移位情況：肱骨幹外展，骨折端外側嵌入，內側部分離。內收型移位情況：肱骨幹內收，骨折斷端外側分離，內側嵌入。

一、發病原因

直接暴力傷：由於跌倒時，肩部著地或肩部被撞擊所致。

間接暴力傷：跌倒時肘部或掌部著地所引起，傷肢外展姿勢跌倒為外展型，傷肢內收姿勢跌倒為內收型。

二、臨床症狀與診斷

1. 受傷後患肩腫脹、疼痛。
2. 局部壓痛明顯、功能障礙。
3. 兩臂相比，傷肢明顯縮短。
4. 骨折移位可見畸形，可聽到擦音。

三、手法復位

1.**準備**：患者取坐位，助手一人站在患者背後側，一手握拳穿過患肢腋下，用手腕部向上提托患肩，另一手按壓健側肩上，避免軀幹向患側傾斜。

2.**手法**：術者站於患者前外側，雙手握住傷肢上臂中部，並向下施行相對拔伸，將骨折重疊完全拉開，斷端口對齊。術者一手持續牽引下，逐漸內收肘部，另一手用虎口按住肱骨中上部，拇指內向推擠骨折近段端，餘指將骨折遠端向外推擠，以整復外展形骨折。

術者一手持續牽引，並逐漸外展肘部，另一手用虎口按住肱骨中上部，拇指向內推擠骨折近段端，餘指將遠段端外展，即可整復內收形骨折。

3.**固定**：在維持牽引下，上臂裹一、二層繃帶，在原移位或成角的骨凸處置棉墊並用膠布固定，用四塊上臂骨折的小夾板束紮固定，束紮的鬆緊程度以不影響血液循環為宜。屈肘 90°，前臂旋後，外展形骨折，傷肢後側放一直角鐵絲托板，並用三角巾兜吊於胸前。內收形骨折用外展平手架將傷肢托固定在外展位，若肱骨頭外旋，則將傷肢托固定在外展舉手架上。縱插形骨折只用鐵絲托板托護傷肢即可。固定後要觀察傷肢的情況，一旦發現傷肢有異常情況，及時調整固定，4～5 週拆除固定。

四、藥物療法：

初期：外敷武當傷科萬應膏、武當三豐骨康膏，內服枳馬二仙丹、武當秘製跌打丸。

中期：外敷接骨膏、武當三豐骨康膏，內服正骨紫金丹。

後期：外擦武當經靈酒、上肢損傷洗方。

五、練功療法

（參考肩關節脫位練功法）。

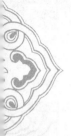

第三章

肱骨幹骨折

肱骨幹骨折多見於成年人，骨折段可分為上 1/3、中 1/3、下 1/3 段三種。由於肌肉牽拉的關係，所以移位的方向亦不同。一般上 1/3 骨折段的近端向前、向內，遠端向上、向外移位，中 1/3 骨折，近端向外、向前，遠端向上移位，下 1/3 骨折的近端隨前臂和肘關節位置而改變。遠端多旋移位。臨床上多見中 1/3 段骨折。

一、發病原因

直接暴力傷：跌倒時，上臂外側著地或直接打砸擊傷所致。

間接暴力傷：跌倒時，肘部著地或扭轉所引起。

二、臨床症狀

1. 局部明顯腫脹、疼痛。

2. 骨折成角畸形，患肢縮短。

3. 傷肢不能上舉，可聽到骨擦音。

4. 有時合併有橈神經傷，引起手腕下垂等症狀。

三、手法復位

1.**準備**：患者取坐位，助手一人站在患者身後，雙手拇指壓按在傷肢的三角肌處，餘指分別插入腋下，緊抱上臂肩部。

2.**手法**：醫者站在前外側，雙手握住肘部，將患肢外

展60°，與助手作相對拔伸，矯正重疊畸形。上段骨折醫者另一手拇指向內推擠遠端，餘指向外推擠近端，使骨折兩端對口，以達復位。中段骨折醫者另一手拇指向內按壓近端，餘指向外提托遠端，以達兩端對口。

3.固定：在維持牽引下，上臂包紮二三層繃帶，在原移位的骨凸處放棉墊，膠布將棉墊固定，用上臂骨折小夾板束紮固定，肘部曲 90°，前臂旋後，傷肢固定在直角托板上，用三角巾懸吊於胸前。術後十天內，每隔二三天檢查、換藥並調整一次夾板，平時發現問題應及時調整。

四、藥物療法

初期：外敷武當傷科萬應膏，內服枳馬二仙丹、武當秘製跌打丸。

中期：外敷接骨膏，內服正骨紫金丹。

後期：外擦武當經靈酒、上肢損傷洗方。

五、練功療法

參考肩關節脫位練功法。

第四章

肱骨髁上骨折

肱骨髁上部扁而寬，前有冠突窩，後有鷹嘴窩，兩窩之間僅隔一層薄骨片，所以比較容易發生骨折。常見於兒童和少年，由於暴力方向不同，臨床上分為伸直形、屈曲形兩種。

一、發病原因

直接暴力傷：局部直接受打擊。

間接暴力傷：跌倒時，肘關節位於半屈狀或過伸位掌心著地，由地面向上的衝擊力，導致發生伸直形骨折較為多見。

二、臨床症狀與診斷

1. 肘部腫脹、疼痛，皮下有青紫斑。

2. 鷹嘴部突出，肘呈半伸位，關節活動功能障礙。

3. 骨折移位，可見患肢畸形、前臂變短，局部有異常活動及骨擦音。注意與肘關節脫位鑑別。

4. 如果斷端損傷血管神經，造成前臂缺血性肌攣縮，神經麻痺（手指不能伸直，手腕下垂），前臂腫脹、紫紺、發冷、麻木等症應引起重視。

三、手法復位

1. **準備**：患者取坐位，助手站於患者背後，雙手握住上臂中部，醫者站在患者前外側，一手握住前臂中部，另

一手握住肘關節。

2.**手法**：醫者將傷肢前臂置中和位，握肘關節處的手，拇指壓按骨折近端外側，餘指壓按骨折遠端內髁外，相對推擠、矯正側移位。側移位矯正後，在與助手相對牽引下，醫者雙手拇指移向骨折遠端後方，向前推擠，餘指提托骨折近端前方，屈曲肘關節 70°，以達復位。

3.**固定**：在維持牽引情況下，局部包裹二層紗布，在骨折移位處的骨凸處放棉墊，用膠布將棉墊固定，以上臂骨折小夾板四條束紮固定。伸直形骨折，肘後側放直角托板（上自腋部，下至腕部）肘關節屈曲 90°，前臂旋後並外展，以繃帶包紮固定。屈曲形骨折肘關節固定在伸直位。術後一週內隔日透視一次或解開包紮，檢查骨位有無錯位，棉墊是否移動，皮膚有無壓傷和水泡及傷肢發涼、紫紺、麻木、橈動脈跳動是否減弱，若有上述情況要及時調整處理。

四、藥物療法

初期：外敷武當傷科萬應膏，內服枳馬二仙丹、武當秘製跌打丸。

中期：外敷接骨膏，內服正骨紫金丹。

後期：外擦武當經靈酒，上肢損傷洗方煎水外洗。

五、練功療法

參考肩關節脫位練功法。

第五章
尺骨鷹嘴骨折

尺骨鷹嘴骨折在臨床上較少見，多發生於成年人。鷹嘴為肱三頭肌的附著點。故骨折常被牽拉而向上移位。如局部直接被打擊，可引起粉碎性骨折。

一、發病原因

直接暴力傷：多由撞擊傷、打擊傷引起。

間接暴力傷：因投擲動作用力過猛所致。

二、臨床症狀與診斷

1. 局部腫脹，疼痛。

2. 明顯壓痛，關節功能障礙。

3. 細摸可發現有骨折裂隙。

4. 完全性骨折有骨擦音。

三、手法復位

1.**準備**：患者取坐位，助手站在患者背側，雙手握住患者上臂中部。

2.**手法**：術者站患者前方，一手握住患側前臂中部與助手作輕度用力相對拔伸，另一手拇指用力按壓鷹嘴骨折遠端背側，餘指提托側前方，從半曲的肘關節逐漸伸直150°～160°。

3.**固定**：鷹嘴處置一坡形墊一個，近側斷端掌側置棉墊一個，用膠布將這個墊固定後，用四條小夾板固定。固

定在尺側的夾板要彎成弧形，並要超過肘關節。如無移位，一般不必整復，紗布固定懸吊於胸前即可。有明顯移位者，整復固定後於伸直位 150°～160°為宜。固定後時常注意夾板的鬆緊度和骨折是否有移位的情況，初期每 2～3 天調整一次夾板，中期每星期調整一次夾板。成年人一般 6 週可拆除固定。

四、藥物療法

初期：外敷武當傷科萬應膏，內服武當秘製跌打丸、枳馬二仙丹。

中期：外敷接骨膏，內服正骨紫金丹。

後期：外擦武當經靈藥酒，上肢損傷洗藥方煎水外洗。

五、練功療法

初期：練伸掌握拳動作。

中期：練白蛇探路功。

後期：練運動量稍大的功法。

第六章

尺橈骨雙骨折

尺橈骨雙骨折為臨床最常見，因橈骨能圍繞尺骨作150°左右的旋轉活動，同時骨折的移位與肌肉的附著點有關。此傷以兒童、青壯年為多見。

一、發病原因

直接暴力傷：打擊傷。

間接暴力傷：跌倒時肘部伸直、腕部背曲手掌著地，由於體重向下的力量與地面向上的反作用力交集在尺橈骨引起。

二、臨床症狀與診斷

1. 局部腫脹、疼痛。

2. 斷端成角畸形，患肢明顯縮短。

3. 患肢功能活動障礙，尤其作旋轉動作時疼痛加劇。

4. 局部有骨擦音（完全性骨折）。

三、手法復位

1.**手法**：患者取仰臥位，上臂外展，助手甲雙手握上臂下段，助手乙雙手握腕部。兩人作對抗牽拉，糾正重疊。術者以雙手拇指和其餘各指分別置於斷端背、掌側的兩骨之間，進行分骨手法，恢復骨間隙的原寬度，將骨兩端對齊。

2.**固定**：在骨折處的兩骨間放棉墊並用膠布固定，取

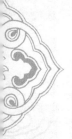

四條小夾板，夾縛固定，用布帶分上、中、下三部捆紮夾板，並將患肢固定在一扶手托板上，用三角巾吊於胸前。術後臥床時應抬高患肢，並注意手溫、顏色，根據夾板的鬆緊情況及時調整固定及分骨棉墊，如發現移位及時矯正，重新固定。成年人 6～8 週拆除固定。

四、藥物療法

初期：外敷武當傷科萬應膏，內服武當秘製跌打丸、枳馬二仙丹。

中期：外敷接骨膏，內服正骨紫金丹。

後期：外擦武當經靈藥酒，上肢損傷洗藥方煎水外洗。

五、練功療法

初期：練伸掌握拳動作。

中期：練白蛇探路功。

後期：練運動量稍大的功法。

第七章
尺橈上段骨折合併橈骨頭脫位

此傷多見於兒童。骨折脫位的方向，同傷肢受傷姿勢和直接暴力方向有密切關係。伸展形骨折脫位，尺骨近折端和橈骨頭多向前移位。骨折線多由後向上斜向前下。內收形骨折則多向外、向後脫位。

一、發病原因

直接暴力傷：格鬥時折傷，打傷。

間接暴力傷：跌倒時，肘在伸直或屈曲位以手著地，暴力向上傳遞，先致尺骨骨折，再致橈骨頭脫位。

二、臨床症狀與診斷

1. 前臂中、上段及肘部腫脹、疼痛。

2. 尺骨折端有移位可摸到或凸或凹的折端，有壓痛或響音。

3. 肘部屈伸和前臂旋轉功能均喪失。

4. X光拍片可助診斷。

三、手法復位

1.準備：患者取坐位，助手甲雙手握住傷肢肘部上方，助手乙雙手握住傷肢手腕部。

2.手法：兩位助手作對抗牽引，矯正重疊。根據移位方向，術者以拇指按橈骨頭復位，由助手甲握住復位的橈骨頭，術者再用夾擠推按手法，糾正尺骨骨折的錯位或成

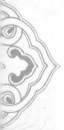

角。同時，助手乙將前臂遠端朝向骨折遠端錯位的方向適當拉動，利用槓桿的作用，促使整復成功。

3.固定：前臂及肘部在維持牽引下束裹繃帶，在骨折脫位的原骨凸處放置棉墊，用四條小夾板固定，將患肢固定托板上，伸展形和內收形骨折，應將傷肢肘關節屈曲90°，前臂充分旋後並略外展，以三角巾懸吊於胸前。

對屈曲形骨折，肘關節應固定在伸直位或近乎伸直位。術後要隨時觀察傷肢情況，二三天調整一次夾板，5～6週拆除固定。

四、藥物療法

初期：外敷武當傷科萬應膏，內服活血止痛湯、枳馬二仙丹。

中期：外敷接骨膏，同服神效桂枝止痛湯、武當秘製跌打丸。

後期：外擦經靈酒，上肢損傷洗藥方外洗。

第八章
橈骨遠端骨折

橈骨遠端骨折為臨床比較常見的傷，一般指骨折發生在橈骨下端 2～3 公分範圍內，為鬆質骨與堅質骨交界處，故該處容易發生骨折。

由於暴力方向不同，引起的骨折分為伸直形和屈曲形。此傷多見於成年人和老年人。

一、發病原因

直接暴力傷：局部被打擊和壓軋所致。

間接暴力傷：患者向前跌倒時，腕關節處於過伸位，手掌撐地，使橈骨遠端發生伸直形骨折。如果跌倒時腕關節掌屈，手背著地，引起屈曲形骨折。

二、臨床症狀與診斷

1. 局部腫脹，疼痛。

2. 骨折處壓痛明顯，功能障礙。

3. 伸直形骨折斷端多向背、橈側移位，而呈現曲型的餐叉樣畸形。屈曲形骨折遠斷端連帶腕骨向橈側、掌側移位。

4. 常伴有橈骨側方移位和尺骨小頭脫位，有時可聞骨擦音。

三、手法復位（以伸直形為例）

1.**準備**：患者取坐位，助手雙手握傷肢前臂中部。

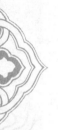

2.**手法**：術者一手握住患者腕部與助手作對抗拔伸，以矯正畸形。術者另一手拇指將骨遠端從背側推向掌側，餘指持續牽引，另一手拇指將近端從掌側推向背側，餘四指托住尺骨莖突處，以達整復。

3.**固定**：在骨折遠側端背側、橈側和近端掌側各放入一棉墊，並用膠布固定。取小夾板四塊捆紮固定，屈肘90°，將患肢固定在扶手托板上，三角巾懸吊胸前。注意護理，4～5週可拆固定。

四、藥物療法

參考尺橈骨中段骨折。

五、練功療法

參考腕關節脫位。

第九章

股骨頸骨折

股骨頸骨折常見於老年人，因局部血液循環不良，骨折後癒合較差，如果治療不當，往往造成殘疾。若老年人長期臥床，易發生一些危及生命的合併症。

根據受傷情況，可分為內收形和外展形。內收形骨折部位置較低，一般在股骨頸的中段和基底部。骨折線與骨盆水平面的角底較大，一般是 50°～70°，遠端向外、向上移位。外展形骨折部偏高，常在股骨頭下部或頭頸交界處，折端常有嵌插，骨折線與骨盆水平面的角度較小，常在 30°以內。

一、發病原因

直接暴力傷：跌倒後，大粗隆部著地或者撞擊傷所致。

間接暴力傷：患肢扭折、高處跌落等。

二、臨床症狀與診斷

1. 局部腫脹疼痛，壓痛明顯，功能障礙（個別嵌插性骨折，可勉強站立或忍痛走幾步後跌倒）。

2. 內收形骨折有特殊畸形，傷肢外旋，腳尖外偏，膝關節輕度屈曲，傷肢有不同程度的縮短。

3. X 光拍片可確診。

三、手法復位

1.準備：只有內收形骨折需要修復，故以內收形骨折為例。患者取仰臥位，助手甲雙手抱住髖部，助手乙握位踝部。

2.手法：兩位助手逐漸用力作對抗牽引，助手乙握位踝部逐漸將傷肢拉向外展位，矯正重疊，術者以手掌由外向內推擠大轉子，同時助手乙將傷腿略向內旋，即可復位。

3.固定：在大轉子處放一較大較厚的棉墊和壓板，外側放一木板（上自腰側，下至膝外側），後側放一托板，膝關節微曲，將傷肢固定在外展位。

【註】外展形骨折不需要整復，用托板固定傷腿在中間位即可。

由於患者年齡較大，心、肺或腎臟機能較低又多有宿疾，加之骨折後長期臥床，體質更虛，很可能發生繼發症，故要特別注意，早作防治。

四、藥物療法

初期：外敷三豐骨康膏，內服秘製跌打丸、枳馬二仙丹。

中期：外敷接骨膏，內服正骨紫金丹。

五、練功療法

參考髖關節脫位。

第十章

股骨幹骨折

股骨是全身最長的管狀骨，股骨幹骨折多見於兒童和青年，成年人若受直接暴力傷所致骨折，骨折多為粉碎性骨折。將其受傷部位分上、中、下三種類型，但以中段骨折最為多見。

一、發病原因

直接暴力傷：如跌仆、打擊、壓軋、撞擊等強大暴力所致引起，較為多見。

間接暴力傷：如扭轉所致。

二、臨床症狀與診斷

1. 有嚴重的外傷史。

2. 局部腫脹疼痛，甚至發生休克。

3. 患肢不能活動，有明顯縮短，成角畸形。

4. 骨折移位，可聞及到骨擦音。

5. X光拍片可確診。

三、手法復位

1.**準備**：患者取仰臥位，助手甲雙手環抱大腿上部，助手乙雙手握住膝部。

2.**手法一**：兩位助手用大力對抗拔伸，術者以雙手推擠斷端，使兩骨斷端對口，此法要求內功深厚，手法熟練方可得心應手。

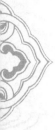

手法二：患者取仰臥位，助手甲用寬布帶置於傷肢腹股溝處，拉住布的兩個頭。助手乙雙手握住膝上部，兩位助手用大力作對抗拔伸，術者一手掌心壓住骨折近端前外側，另一手掌心托住遠端後內側，雙手掌心相對用力推擠，然後雙拇指按壓骨折近端，餘指托遠端，接正為止。有條件的可用Ｘ光拍片複查復位情況。

3.固定：在維持牽引的情況下，大腿包紮兩層繃帶，在原錯位或成角的角凸處放棉墊和壓板，以股骨小夾板束紮固定，傷腿後面置「～」形托板，膝後墊枕，將傷肢固定在屈膝和外展位，對不穩定骨折或手法難以整復的病例，成人用骨牽引，兒童用皮牽引，效果更佳。

這類傷病一定要收入住院，要抬高傷腿，早期每兩天檢查一次固定，調整好包紮的鬆緊度，注意足部有無發紺、發涼等症狀，足背動脈搏動是否正常，一旦發現問題，應當及時處理。

四、藥物療法

初期：外敷武當三豐骨康膏，內服武當秘製跌打丸、枳馬二仙丹。

中期：外敷接骨膏，內服正骨紫金丹。

後期：下肢損傷洗藥方外洗，內服健步虎潛丸等。

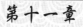

第十一章
髕骨骨折

髕骨位於膝前，是一塊尖端向下，略成上圓下尖的扁形骨，前面粗糙，後面光滑，骨折常發生於成年男性。直接暴力傷常造成粉碎性骨折。

一、發病原因

直接暴力傷：多因跌仆時屈膝，髕骨直接與地面撞擊或踢傷，物體直接撞擊而引起，常為粉碎性骨折。

間接暴力傷：如跳高、高處跌下為間接暴力傷，常為中、下 1/3 橫斷性骨折。

二、臨床症狀與診斷

1. 有外傷史，膝部腫脹明顯，有時皮下呈青紫瘀斑，疼痛重。

2. 局部壓痛，功能障礙。

3. 兩骨片分離可摸到凹陷的一條斷溝，粉碎性骨折有骨擦音。

三、手法復位

1.準備：患者取仰臥位，患肢伸直。

2.手法：術者一手拇指，食指夾持固定下折塊，另一手拇指、食指夾持上摺塊向遠端推去，使之與遠折塊對口合攏，再以按法矯正向前移位的骨折塊。

3.固定：整復後，擇與髕骨大小相宜的抱膝圈，先在

傷處敷接骨膏，墊好棉墊，將抱膝圈固定在膝後托板上，
膝關節放置在伸直位，早期抬高傷肢，禁止作屈膝動作。
每天檢查一次固定情況。

四、藥物療法

初期：外敷武當傷科萬應膏，內服活血止痛湯、枳馬
二仙丹。

中期：外敷接骨續筋膏，內服正骨紫金丹、枳馬二仙
丹。

後期：下肢損傷洗藥方，服獨活寄生湯。

五、練功療法

參考膝關節脫位。

第十二章

脛腓骨幹骨折

脛腓骨幹骨折為臨床常見傷，因中下 1/3 交界處骨骼細弱，故常發生在中下 1/3 段骨折，其中以脛骨單骨折多見，腓骨幹單骨折較少見。由於脛骨前內側皮下組織很薄，骨折斷端易刺破皮膚，造成開放性骨折。

一、發病原因

直接暴力傷：由踢傷、撞傷、壓軋傷等。

間接暴力傷：由扭傷跌倒、高處跌落等。

二、臨床症狀與診斷

1. 局部腫脹疼痛，活動功能障礙。

2. 局部壓痛及骨擦音。

3. 骨折有明顯移位者患肢縮短。

三、手法復位

1.準備：患者取仰臥位，助手甲雙手握傷肢膝部，助手乙雙手握傷肢踝部。

2.手法：兩位助手作對抗牽引，術者一手拇指按壓在前外側骨間隙，餘指捏住內後側進行分骨，推擠骨間膜，另一手掌提托小腿後側。術者分骨之手拇指改為按壓骨折遠端前側，餘指繼續分骨，矯正側移位。

將患肢伸直放在床上，兩助手在維持牽引下，術者雙手四指維持在分骨位置上，雙手拇指用力按壓突出部，使

凸突者復平，矯正成角畸形，以達復位。

3.固定：在維持牽引下，小腿包兩層繃帶，在原移位的骨凸處放棉墊，用五塊小夾板捆紮固定，腿後放置一直角托板，將足固定在中立位，下段骨折托板不超過膝關節，上、中段骨折應超過膝關節固定。早期每兩天檢查一次固定，如有骨位錯移、壓墊、夾板滑動，包紮不適，應予有效處理。脛骨前面和跟骨後面的肌肉表淺，容易壓傷，應早預防，以免發生潰瘍。

四、藥物療法

初期：外敷武當傷科萬應膏，內服活血止痛湯、武當秘製跌打丸。

中期：外敷接骨膏，內服太極回生丹。

後期：下肢損傷洗藥方外洗，內服健步虎潛丸、獨活寄生湯。

五、練功療法

參考膝、髁關節脫位。

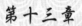

第十三章

踝關節骨折

踝關節骨折包括在內踝骨折、外踝骨折，由於內、外踝骨折常合併有程度不同的踝關節脫位，給正確診斷增加了困難，如不十分注意，即使遺留極輕度的骨折移位，也會妨礙關節的功能，或形成外傷性關節炎。

一、發病原因

根據損傷機制不同和病理改變有別，踝關節骨折可分為四種：

（一）外旋形骨折

主要原因為間接暴力所致。當足站立不動時小腿突然內旋，或小腿在靜止狀態中，足向外側突然旋轉，都可造成外旋形骨折。根據受傷外力的強度不同、損傷程度和病理改變也不同。輕者為單純性外踝骨折，即單踝骨折。如外旋力量繼續迫使距骨內外旋轉，則將內踝撕脫，形成雙踝骨折合併踝關節向外脫位。

如暴力過分強大，強迫距骨繼續向外、後旋轉，進而將脛骨後唇推斷，則會造成三踝骨折合併距骨向外、後旋轉脫位。在特殊外力作用下，距骨可向後、內旋轉脫位。

（二）外翻形骨折

是呈外翻位著地致傷。身體由上向下呈外翻位，暴力先作用於三角韌帶，因該韌帶很堅實，不易撕斷，故將內

踝橫形撕斷，即謂單踝骨折。

如暴力繼續作用，把距骨向外側推移，把外踝擠斷，即謂雙踝骨折合併踝關節向外脫位。暴力過大時，再把距骨向外後推移，並把脛骨後唇推斷，謂之三踝骨折合併踝關節向外後方脫位。

（三）內翻形骨折

足踝部在內翻位致傷者，最常見是外踝韌帶損傷。傷力較大時，造成內踝骨折，折線由向上斜向外下方，進而發生雙踝骨折合併踝關節向內脫位。外力過大時，可能造成三踝骨折合併踝關節向內後方脫位。

（四）縱壓形骨折

自高處跌下足底著地時，身體重力沿小腿縱軸向下傳遞，使脛骨下關節面與距骨上關節面發生縱向擠壓，造成脛骨下關節面粉碎性骨折。如果在蹠屈位受傷，則可能引起脛骨下關節面前緣骨折合併距骨向前脫位。

此形骨折還可合併距骨骨折或跟骨、胸腰椎壓縮性骨折。臨床檢查時應當注意。

二、臨床症狀與診斷

1. 局部腫痛、壓痛明顯。

2. 功能喪失。

3. 單踝骨折可有足踝側翻畸形。

4. 雙踝骨折有足跟斜倒畸形。

5. 三踝骨折有足尖轉向畸形。

三、手法復位

1. 準備：患者取仰臥位，將患肢小腿下部墊沙袋。助

手雙手握患肢小腿下部。

2.手法：術者一手握住患肢的蹠部，虎口頂住踝關節前方與助手相拔伸。同時將踝關節背屈，另一手拇、食指分別捏住雙踝尖端（若骨折屬外翻形和外旋形，將踝部由外翻、外旋位逐漸拉向輕度內翻、內旋位。內翻形骨折手法恰好與此相反），以矯正足部斜倒或轉向畸型。也可糾正踝關節脫位的大部分。

根據骨折脫位類型，首先矯正踝關節脫位。術者一手置於內（外）踝上方，另一手置於外（內）踝下方，相上推擠，糾正距骨側方脫位。若距骨向前脫位，一手提小腿下段後面，一手握足，拇指置於距骨前上方向後按壓，使之回位。若距骨向後脫位，一手按小腿下段前面，一手提足跟，使其歸位。因脛腓骨下聯合韌帶撕斷而致脛腓骨分離者，以兩手分別置於內外踝上方，相對擠壓，強迫分離骨合而復位。最後整復骨折，根據骨折移位方向，術者一手握住踝部，另一手的拇指和食指夾持錯移的骨折片或推或按，使之歸合對正。

上述整復方法，適用於雙踝、三踝骨折合併踝關節脫位的病例。如係單踝骨折或無合併關節脫位者，只選用其中的骨折整復法。

3.固定：維持牽引下，踝部包一、二層繃帶，內、外踝處各放一楔形棉墊，為了保持踝關節內（或外）翻姿勢位，踝部外（或內）側的棉墊略厚些，如脛腓骨下聯合有分離，在踝上方外、內側各放一棉墊，脛骨前或後骨唇骨折時，在脛骨下端正前方置棉墊，或在跟腱兩側放棉條。

足部背屈 90°，後側置一直角托板固定，將足踝固定在外翻位（內翻形）或內翻位（外翻形），內翻外翻均以不超過 10°為宜。早期臥床，抬高傷腿，隔二三天觀察一次，如發現問題，及時處理。

四、藥物療法

初期：外敷武當傷科萬應膏、武當三豐骨康膏，內服活血止痛湯。

中期：外敷武當三豐骨康膏，內服枳馬二仙丹、秘製跌打丸、正骨紫金丹。

後期：下肢損傷洗藥外洗，內服健步虎潛丸，根據情況服八珍湯加減。

五、練功療法

參照髁關節脫位。

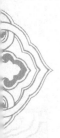

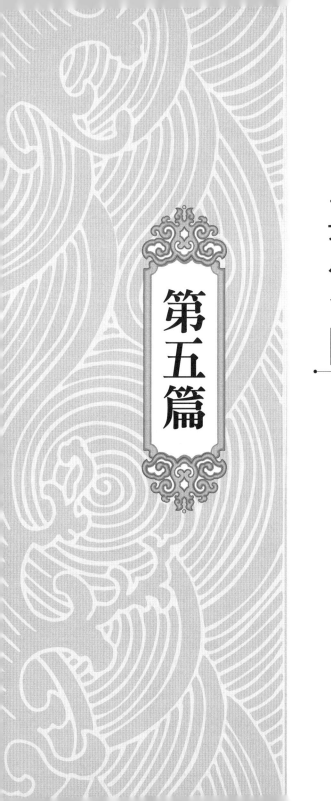

第五篇

其他關節脫位的治療

第一章
下頜關節脫位

一、發病原因

下頜關節是頭部唯一的活動關節，也是臨床上常見比較容易脫位的關節。在正常情況下，下頜關節因有肌肉和韌帶支持固定，不易脫位。假若外來的撞擊力超過了這些肌肉，韌帶的支持固定能力，該關節則易發生脫位。

二、臨床症狀與診斷

單側脫位：下頜向健側歪斜下垂，能言語，但講話不清，牙排列不齊，不能咀嚼。

雙側脫位：下頜骨明顯同前突出，口半張開，不能閉合，涎水自流，語言障礙。

三、手法復位

（一）單側脫位復位法

【準備】患者取坐位，患處外擦武當傷科藥酒，作局部輕度按摩。

【手法】術者站患者對面，一手扶住頭後部，使頭部固定，另一手拇指包裹紗布插入口內，按住最後一個臼齒，並用力向下按壓，餘指提托下頜部，向後推擠，聽到入臼聲即可。

復位後在患處擦武當傷科藥酒，作理筋按摩 10 分鐘，囑 3 天內不吃硬食物。

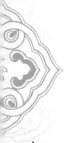

（二）雙側脫位復位法

【準備】患者取坐位，助手立於患者身後，患者背靠於助手胸前，助手雙手扶患者頭後，固定頭部，患處外擦武當傷筋藥酒，可用熱毛巾熱敷患處片刻。

【手法】術者立於患者面前，雙手拇指包裹紗布插入口內，按住雙側最後一個臼齒，並用力向下按壓，餘指提托下頜部，向後推擠即可復位。

復位後在患處擦武當傷筋藥酒，作雙側理筋按摩 10 分鐘，囑 3 天不吃硬食物。

若下頜關節脫位後未能及時復位，可成為陳舊性脫位，或者習慣性脫位。復位方法可參考上述方法，但復位後要配合針灸，按摩及藥物療法。

針灸治療習慣性下頜脫位，常用的方法是：溫針取翳風、聽宮、下關、頰車等穴，留針 1 小時。針畢用隔薑灸上述穴位，每穴灸三炷，隔日針灸一次。

按摩治療習慣性下頜脫位：患者取坐位，術者立於病人面前，施術時令患者牙關咬緊，患者保持精神安靜、全身放鬆。術者以食指、中指自翳風穴、風池穴、下關穴、頰車穴作點壓、揉摩手法，用力以患者能忍受為度。每次按摩 20 分鐘，隔日 1 次。

四、藥物療法

下頜關節習慣性脫位，可服用活絡丸，外擦武當傷筋藥酒，並可用傷科熱敷藥方外敷患處。

第二章

橈骨頭半脫位

一、發病原因

幼兒的橈骨頭發育不全，較小，其直徑幾乎與橈骨頸的直徑相等，有的還小於橈骨頸，關節囊比較鬆弛。

當患兒前臂被過分向上提拉時，如穿衣、上扶梯或跌跤時，肘部伸直位受到提拉的影響，橈骨頭可以從包圍橈骨頸的環狀韌帶中向下脫位，使環狀韌帶嵌於橈骨頭與肱骨小頭之間，阻礙橈骨頭復位。

二、臨床症狀與診斷

有被牽拉損傷史。肘部疼痛不肯活動，傷肢微屈於胸前，不能拿東西，肘部不紅腫，但患處壓痛明顯。

三、手法復位

【準備】家長抱患兒面向術者。

【手法】術者一手握住腕部使前臂伸直，另一手握住肱骨髁上，拇指壓於橈骨頭，使肘關節稍屈曲，作前臂旋前及旋後動作，可感動橈骨頭滑入聲，示已復位。

一般復位當時患兒可拿東西，亦可高舉，囑家長避免再作牽拉傷臂動作。

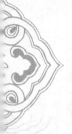

第三章

掌指關節脫位

一、發病原因

掌指關節脫位臨床屢見不鮮，尤以拇指掌指關節脫位更為多見。當暴力作用於過伸的手指時，即可造成掌指關節後脫位。

二、臨床症狀與診斷

有外傷史，患指疼痛劇烈，向上（背側）呈屈曲畸形，關節活動功能喪失。

三、手法復位

【準備】患者取坐位，作局部麻醉。

【手法】術者用拇指與食指捏住病人傷指，呈過伸位，作持續牽引，另一手拇指壓於病人傷指的基底部並推向遠端，使與掌骨頭相對，然後屈曲患指復位即告成功。

復位後用彎竹小夾板將患指固定於輕度屈曲位，3～4週拆除。

第四章

蹠趾關節脫位

一、發病原因

蹠趾關節脫位多由踢觸硬物或重力直接擊打所致，以拇趾傷為多見。

二、臨床症狀與診斷

傷趾的近側趾骨向上向背側移位，多成豎直位，趾骨頭突出，遠側趾骨屈曲。

三、手法復位

【準備】患者取坐位，將傷肢抬起。

【手法】術者用繃帶將傷趾繞住，術者一手拉繃帶將傷趾向上向背側牽引，使傷趾呈過伸位，從而使蹠骨頭脫離屈趾肌腱，然後向上向前牽引，另一手拇指將趾骨近端向遠端及向下推壓，即可復位。

復位後小夾板固定 1～2 週。

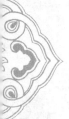

第五章

尾椎脫位

一、發病原因

尾椎脫位多由於滑跤跌倒時尾骶部著地所引起。

二、臨床症狀與診斷

有外傷史，局部疼痛，當欲坐下或欲起立時加重。X光拍片排除尾椎骨骨折。

三、手法復位

【準備】患者取側臥位，患處擦武當傷科藥酒，將臀放於床邊。

【手法】術者左手帶醫用手套，以食指沾少許香油輕輕插入肛內，鈎住尾椎拉向背側，使其恢復原位。

復位後肛內放雙管氣囊，充氣 150ml，固定 8～12 小時即可。

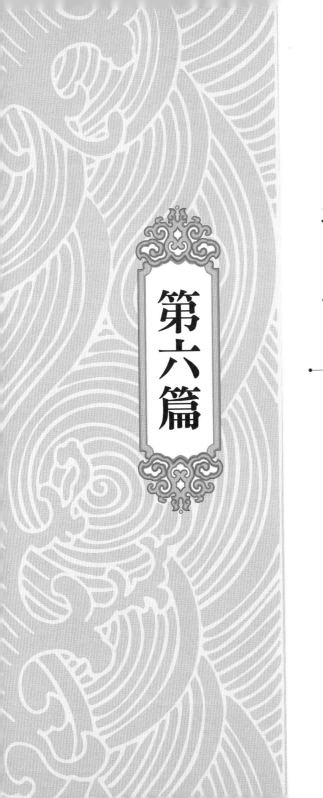

第六篇

各種體虛勞損的治療

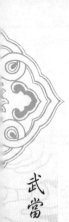

武當道醫傷科臨證靈方妙法

第一章

落枕的治療

落枕亦稱失枕，此病多在一覺醒來後，突然感覺到頸部疼痛，頭部轉動不靈，也有外傷引起的急性發作。輕者幾天自癒，重者可拖延很久，甚至逐漸加重。

一、臨床症狀與診斷

1. 頸項部僵直痛，轉動頭部疼痛加重，多見一側，兩側少見。

2. 疼痛局部不紅不腫，頭部伸、旋轉的功能受限。

3. 枕骨下方（相當於胸鎖乳突肌、斜方肌部位）有明顯壓痛。

二、手法治療

1. 患者取端坐位，術者站於其體側後方。在患側頸部外擦武當傷科藥酒，作揉、摩手法 3 分鐘，再以拇指平推兩側的肩及上背部，使患者感到舒適。

2. 繼續用拇指指腹順其肩部的斜方肌、岡上肌、胸鎖乳突肌的肌肉走向，作左右彈撥手法 3 分鐘。

3. 雙手在肩作拿、捏手法 3 分鐘後，作局部摸、摩、揉手法 3 分鐘結束。

4. 懷疑有骨質性疾病者，必須經 X 光拍片確診，確診後可在做完上述手法後，配合頸椎牽引法治療。

5. 手法療法注意事項：

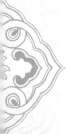

（1）手法均宜先輕後重，以患者無痛苦為原則。

（2）切忌盲目地作旋轉手法，免出意外。

（3）頸椎牽引必須先輕後重，時間先短後長，應有專人照看。

三、針刺治療

【體針】取穴，支溝。

【針法】左側取右，右側取左，作瀉法。

【手針】取穴，頸穴。

【針法】取患側穴位，作瀉法。

【耳針】取穴，頸、肩。

【針法】可在針穴處作按壓手法。

四、藥物治療

【外用】武當傷科傷筋湯。

【內服】桂枝、白芍、葛根、羌活、防風、薑黃、甘草、丹參、川芎、大棗、生薑，每日 1 劑，水煎服。

若有頸椎骨質增生者，可選用下方：

【方 1】生蓍、白芍、木瓜、生草、仙靈脾、骨碎補、靈仙、川斷、牛膝、蒼朮。

水煎服，每日 1 劑。

【方 2】黨參、黃蓍、白朮、當歸、陳皮、柴胡、升麻、葛根、桔梗、地龍、鹿含草、炙甘草。

水煎服，每日 1 劑。

【方 3】伸筋草、川牛膝、狗脊、秦艽、當歸、桑寄生、木瓜、白芍、川斷、杜仲、乳香、沒藥、生草。

水煎服，每日 1 劑。

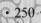

【方4】地龍、蜈蚣、全蟲、鉤藤、伸筋草、葛根、丹參、牛膝、狗脊、草河車、白芥子、黨參、雞血藤、土鱉蟲。研為細麵，煉蜜為丸。

每服6克，日服3次。

【方5】丹參、歸尾、赤芍、白芍、川斷、桃仁、紅花、葛根。

水煎服，每日1劑，孕婦忌用。

五、練功治療

【準備姿勢】鬆靜站立，雙目平視，含胸拔背，頭懸頸直，下頜微收，呼吸自然。

1. 上身不動，雙足開立與肩同寬，兩臂側舉，手腕上翹，掌心向外，指尖彎向頭部，成左右撐掌姿勢。

2. 頭部緩慢地轉向左側，雙眼儘量向左後方看，此時雙手向外用暗勁，用意念將病痛從雙手掌心排出全外。待兩臂、兩肩、頸部有酸脹得氣感時，保持此姿勢1～2分鐘，將頭緩慢地轉向前，恢復端正位，雙目平視。頭部再緩慢地向右側轉，雙眼儘量向右後方看，此時雙手向外用暗勁，用意念將病痛從雙手掌心排出體外，此時雙手向外用暗勁，用意念將病痛從雙手掌心排出體外，待兩臂、兩肩、頸部有酸脹得氣感時，保持姿勢1～2分鐘，將頭緩慢地轉向前，恢復端正，雙目平視，雙手放下置於身體兩側，這叫一回。一般情況每次練功左右做4～8回，雙足不動位，接做下勢。

3. 雙手放兩腰間，拇指在後，餘指在前，頭部緩慢地仰起，雙目看天，頭向後仰至頸部有酸脹感時，保持此姿

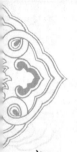

勢 1～2 分鐘，頭部緩慢直起，恢復端正，雙目平視。頭部再向前低下，以下頜觸及到頸前氣管下方，頸部有酸脹感時，保持此姿勢 1～2 分鐘。頭部緩慢抬起，恢復端正，雙目平視，雙手放下置於身體兩側，這叫一回。一般情況每次練功前，後各做 4～8 回。

第二章

腰痛的治療

腰為一身之要，內藏兩腎，是足太陽膀胱經和足少陰腎經必經的要道，又是督脈循行、帶脈環繞的部位。因此，腰痛是多種疾病所引起的常見而重要的症狀。《素問·脈要精微論篇》云：「腰者，腎之府，轉搖不能，腎將憊矣。」強調腰痛與腎臟的密切關係。

現代醫學的腎臟疾病、風濕病、類風濕病、腰肌勞損、急慢性腰椎骨質性病變、急性外傷、坐骨神經炎等均可引起腰痛。

病因病理

一、寒濕侵襲

勞動汗出，冒雨涉水，濕衣著身，或衣被單薄，當風受寒，或久居陰冷潮濕之地，以致寒濕邪氣侵襲肌膚，阻閉經絡，氣血不暢，發為腰痛。

二、濕熱內蘊

長夏時節，濕熱交蒸，或寒濕鬱久化熱，或過食辛辣肥甘，運化不及，釀生濕熱，濕熱稽留，經絡閉阻，而致腰痛。

三、氣滯血瘀

跌仆閃挫，彎腰作業，強力負重，體位不正，損傷肌

肉筋骨，或腰病日久，正氣虛衰，氣血運行不利，瘀血阻閉經絡，均可導致腰痛。

四、腎虛精虧

素體薄弱，久病體虛，或勞欲過度，年老精血虧耗，以致腎精不充，腰失濡養，發為腰痛。《證治準繩》說：腰痛「有風、有濕、有寒、有熱、有挫閃、有瘀血、有氣滯、有痰積，皆標也，腎虛其本也」。

必須說明，上述病因往往夾雜交錯或互為因果。如寒濕久留，可致血瘀或出現腎虛見證；腎虛之體又易感受寒濕之邪。臨證當明主次緩急，方不致誤。

辨證論治

一、寒濕腰痛

【主證】腰部冷痛，有沉重感，轉側不利，臥而不減，陰雨天發作或加劇，舌苔白膩，脈沉遲。

【治則】散寒祛濕，溫通經絡。

【方藥】白朮 15g、茯苓 10g、乾薑 10g、甘草 6g、桂枝 10g、獨活 10g、桑寄生 20g、川牛膝 10g、威靈仙 20g、木瓜 10g。劇痛可加製川烏、製草烏，痛引下肢可加川斷、狗脊、五加皮。

【用法】水煎服，每日 1 劑。

二、濕熱腰痛

【主證】腰部脹墜疼痛，痛處伴有熱感，口苦，胸悶，煩熱，陰囊潮濕，小便赤澀，苔黃膩，脈濡數。

【治則】清熱利濕。

【方藥】蒼朮 10g、黃柏 10g、薏苡仁 20g、川牛膝 15g、川萆薢 10g、土茯苓 10g、防己 10g、木通 10g、海桐皮 10g。

【用法】水煎服，每日 1 劑。

三、瘀血腰痛

【主證】跌仆閃挫或久病傷絡，腰痛如錐如刺，痛有定處，按之痛甚，俯仰轉側不利，或有血尿，舌質紫暗，或見瘀斑瘀點，脈澀。

【治則】活血化瘀，理氣通絡。

【方藥】當歸 15g、川芎 10g、桃仁 10g、紅花 10g、赤芍 10g、延胡索 10g、炮山甲 10g、五靈脂 10g、地鱉蟲 10g、川牛膝 15g、香附 10g、沒藥 10g。

【用法】水煎服，每日 1 劑。

四、腎虛腰痛

【主證】腰部痠軟空痛，綿綿不已，腰膝無力，勞後加重，臥則減輕，喜捶喜按。

偏陽虛者兼見面色蒼白，神疲氣短，形寒肢冷，舌淡苔白，脈沉弱。

偏陰虛者兼見面色潮紅，五心煩熱，頭昏耳鳴，舌紅苔少，脈細數。

【治則】補腎壯腰。

【方藥】

（1）偏陽虛者用右歸丸加減：熟地 20g、山藥 10g、山茱萸 10g、枸杞 15g、杜仲 20g、菟絲子 10g、熟附子 10g、鹿角膠 10g、狗脊 10g、川斷 10g。

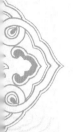

（2）偏陰虛用左歸丸加減：熟地 30g、山藥 10g、枸杞 10g、山茱萸 10g、川牛膝 10g、菟絲子 10g、鹿膠 10g、龜膠 10g、桑寄生 10g、杜仲 10g、女貞子 20g、旱蓮草 20g。

【用法】水煎服，每日 1 劑。

針灸治療

【取穴】腎俞、命門、志室、夾脊、環跳、委中、殷門、陽陵泉、阿是穴。

【方法 1】消毒皮膚，選準穴位，用標準針具，一次取 2～4 穴，每日或隔日治療一次，也可採用電針治療。

【方法 2】取穴：孔最穴。

【方法】選準穴位，消毒皮膚，3 吋半毫針刺入穴位，沿小臂尺橈骨外緣刺入 3 吋，針尖稍向上，用平補平瀉手法。對急腰扭傷，可達到 1～3 分鐘痛止的效果。若留針 5 分鐘仍無效者，改用其他方法。

【方法 3】取穴：手針腰痛穴（兩個穴）。

【方法】消毒皮膚，選準穴位，用 2 吋毫針刺入穴位，兩個穴位的針尖均向內上方，平補平瀉手法 2～3 次。一般對急性腰扭傷，1～2 分鐘痛止，留針 3 分鐘無效，改用其他方法。

【方法 4】取穴：人中穴。

【方法】消毒皮膚，選準穴位，用 1 吋毫針刺入穴位，針尖向上，用較強手法捻轉兩次，腰痛即止，留針 3 分鐘無效者，改用其他方法。

特效手法

一、懸吊推捻法

患者雙手抓住一橫木槓，兩手間距 60 公分左右，腳不沾地，助手壓住患者雙手，勿使鬆脫，術者站其後，沿脊柱兩側由上而下推捻，遇有肌肉改變處，加重力量，三遍為一回，2～3 回可癒，可配合貼膠布法。

二、陰谷穴指壓法

雙手拇指按壓兩側陰谷穴，每次壓 10 分鐘，急性 1 次 /日，慢性 2 次 /日，力度以患者能忍受為度。

三、五穴鎮痛法

五穴即手扶、殷門、後心穴、手穴、足穴。

後心穴：在胸 6～8 椎體棘實旁開 0.5cm，向下壓向外推，禁止向內推，中午、傍晚此穴禁用。

手穴：腕橫紋背側的腰痛穴。

足穴：足小趾外側距甲板 0.1cm 處，用切壓法 5～10 分鐘。

四、持續移位推法

沿與肌腱走行垂直方向，把壓痛點處的軟組織推移開，維持此狀態 30 秒鐘，再理順 3 遍，重複 3 遍為 1 次，1 次 /日。

五、任脈點按法

1. 定位：與腰痛點對應腹部位置。

2. 患者用腹式呼吸，呼氣時順勢下按，保持片刻，突然鬆開，以有明顯發涼為準。

3. 輕揉腹部結束。

六、調息推顫法

1. 選好痛點，吸氣時順式下按。

2. 憋氣按壓不動。

3. 呼氣一快速點顫，推動，6～10 次為一遍。

【要求】深部脹痛，皮膚不痛。

七、捏拿崑崙、太谿穴

患者站在床上，兩手扶橫槓站穩。術者以兩手拇指掌關節相對，用力捏拿，患者可活動腰部 10～15 分鐘。

八、腰前屈受限法

捏拿中腕穴，患者向前彎腰，讓術者雙手抓住中腕皮膚提起 3～5 分鐘。

九、直腿抬高受限

按壓尺澤 3～5 分鐘，患者在術者幫助下，抬起一腿，術者揉坐骨結節 3～5 分鐘。

十、咳嗽彈撥法

① 找準脊椎棘實上壓痛點；

② 患者咳嗽左右彈撥 3～5 次；

③ 理順 3～5 次。

十一、提腋調息法

① 患者坐位，醫者立其後，雙手從腋後插入，交叉於患者前胸；

② 吸氣時上提，呼氣時快速放鬆 3～5 遍；

③ 自由呼吸拍背 3～5 遍。

武當道醫 傷科臨證靈方妙法

十二、推小腿肚法

用於閃腰岔氣。

用手掌推小腿肚，由下向上，推 5～10 遍，雙側均推，以患側多推。

水針療法

可選用 25%～75%當歸注射液 2ml，10%當歸紅花注射液 2ml，50～100%威靈仙注射液或徐長卿注射液 2～4ml，加等量 10%的葡萄液作穴內注射，每次選用 2 個穴位，每日或隔日 1 次。

取穴同上。水針一定要嚴格消毒，正規操作。特別注意藥物的不良反應。

耳針療法

【取穴】神門、皮質下、腎、腰椎或腰痛點。

【方法】每次取穴 2～3 個，中強刺激，留針 20～30 分鐘。

特效方法

1. 豬腰子一個，杜仲 15g，加青鹽少許，煮爛，喝湯吃腰子，可治腎虛腰痛。

2. 酒精、生薑、蔥白各適量，搗爛外敷局部，治寒濕及外傷瘀血腰痛。

3. 地鱉蟲，焙黃研末，每服 3g，黃酒送下，治外傷腰痛。

4. 虎杖根 500g，白酒 1.5kg，浸一兩週，適量飲服。
治風濕，血瘀腰痛。

附：液體清洗法治療重症腰痛 32 例

腰痛為臨床常見病。湖北省丹江口市第一醫院外科從
1985 年 5 月至 1988 年元月，選擇了病程在半年以上，疼
痛重，生活不能自理，而用其他方法治療不能控制其臨床
症狀者 32 例，採用液體清洗法治療，效果良好，報導如
下。

1.臨床資料

性別，男，19 例，女 13 例。年齡，最大的 55 歲，
最小 26 歲。病程：最長的 3 年，最短半年。診斷為腰椎
間盤突出症 23 例，腰椎肥大神經根受壓 3 例，坐骨神經
炎 6 例。

2.藥品及器械

一次治療量用靜脈注射用的 10%葡萄糖 50~100ml，
維生素 $B_1$10mg，維生素 B_{12}10μg，50ml 無菌注射器一
具，5 號針頭，消毒用的碘酒及酒精，消毒棉籤，消毒止
血鉗，無菌 敷料數塊。

3.治療方法

在患處找到壓痛最甚硬結節處，嚴格消毒進針處。抽
10%葡萄糖 50~100ml，加入維生素 $B_1$10mg，維生素
B_{12}10μg，在壓痛最甚或硬結節進針，分層扇型注射。

注射後以消毒敷料蓋針眼，用雙手緊按注射處，作搖
晃按壓手法 3 分鐘，患者臥床休息半小時下床活動。

4.療效評定標準及治療結果

疼痛消失，功能恢復，可參加正常工作，定為痊癒。症狀改善，可堅持正常活動，但仍有部分不適為顯效。症狀好轉，但不能進行正常活動為好轉。治療前後臨床症狀無明顯好轉為無效。

5.病例介紹

【例 1】丁某，男，36 歲，1985 年 6 月初診。腰腿痛 3 年餘，近 8 個月加重。3 年前因經常居住潮濕處，患腰腿痛，每逢冬天症狀加重。1984 年 10 月因抬重物「閃腰」，左腰及左腿疼痛劇烈，行坐困難。在當地治療 45 天無效，經人介紹轉入我院。

檢查：腰 4～5 棘突左側壓痛明顯，可觸及到一個 3cm×3cm 大的硬節，施壓疼痛向左下肢放射。X 光平片示，腰椎 4～5 間隙變窄。於腰椎棘突旁硬結節處行液體清洗法，隔日 1 次，共治療 8 次，臨床症狀消失，活動自如，痊癒出院。

【例 2】李某，女，29 歲，1986 年 4 月初診。腰伴右臀及右腿疼痛 11 個月。1985 年 3 月因彎腰勞動，將腰扭傷，疼痛劇烈，活動受限。採用多種方法治療無效，轉入我院治療。

檢查：腰部活動受限，直腿抬高試驗右腿為 0°，左腿為 60°，右側腰呈板狀，無明顯壓痛，右側梨狀肌壓痛明顯，可觸及到條索結節。於右梨狀肌結節處行液體清洗治療，隔日 1 次，共治療 5 次，臨床症狀消失，活動自如，痊癒出院。

6.討論

（1）本法適應於軟組織損傷、繼發無菌性炎症，使用前要排除骨折、腫瘤、結石及內科病所引起的腰痛。

（2）本方法有療效高，操作簡單，痛苦小，使用安全，藥源廣，價廉等優點。

（3）本法若配合熱敷、藥浴等有利局部血液循環，可提高療效。

【註】此文發表在《中國醫藥衛生學術文庫》第一輯，第四冊。

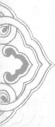

第三章
肩周炎的治療

肩關節周圍炎簡稱肩周炎，又稱「凍結肩」「漏肩風」，為中老年人的多發病，所以有稱此病為「五十肩」的，多單側發病，亦有左側未俞，右側亦病，但雙側同時發病者少見。

一、臨床症狀與診斷

1. 常見無特殊原因而漸發肩部痠痛，活動無力，初發以疼痛為主，夜間更甚。

2. 疼痛遍及肩關節周圍，但以肩前面為顯著，有時可向臂前及肘部放射。

3. 在肩前、肩上、肩胛骨內側的中下部及肩胛骨中心部有明顯的壓痛點。

4. 肩關節活動障礙，影響生活。

5. 肩關節脫位及鎖骨、肱骨、肩胛骨折可引起此病。肩部軟組織損傷治療不當，亦可遺留此病。

二、手法治療

1. **準備姿勢**（以左側為例），令患者平仰臥在按摩床上，左肩略抬起，身體向右側斜仰臥。

2. **自動搖肩**：患者雙臂伸直，在功能位允許的情況下順時針方向、逆時針方向反覆劃圈，輪轉患臂至少 5 分鐘。

3. **被動搖肩**：術者右手持病人左手腕進行被動搖肩，先順時針方向，後向逆時針方向，搖動 1 分鐘。

4. **牽引患肢**：術者雙手握住患肢腕部，作一鬆一拉式的牽引。

5. **點合谷穴**。

6. **伸屈腕關節**：術者以左手指、中二指夾持患側拇指，同時術者拇指及食指持握患側其他四指，向下牽引，以右手拇指置於病側橈骨基突處，中指置於尺骨突處，在牽引狀態下伸屈腕關節 2～3 次。

7. **伸屈肘關節**。術者左手持握患肢手腕，四指在前，拇指在後，術者右手置於患肘之背側，以拇指、中指分別點按患側肱骨外、內上髁，此時術者兩手在對抗牽引下伸屈肘關節 2～3 次。

8. **點手三里穴**。

9. **點曲池穴**。

10. **點肩髃穴**。

11. **點扶突穴**。

12. **反覆拿捏整個患肢**，從上到下、從下到上，反覆 2～3 次。

13. **病人改健側臥位**，術者點天宗穴。

14. **推肩拉肘**：術者左手握持肘關節，右手推住肩關節，進行有節律推肩拉肘之動作。

15. **揉肩**：術者用雙手環抱肩關節，病人之前臂夾持在術者左腋下，用術者身體自然搖擺力牽拉揉動患肢肩部 3 分鐘。

16. **被動前屈上舉**：術者右手握住患者患腕，左手扶持肘關節，在牽引申直狀態下向下按壓肘關節。

17. **對肩內收**：患者取端坐位，術者在病人左側，其右手從病人背後達對側右肩拉住病人左手腕，作有推有拉之動作。

18. **搓揉患臂**：術者兩手掌交錯搓揉患臂從上到下、從下到上反覆 3 次，手法完畢。

三、藥物治療

【外擦】武當傷科經靈酒外擦患處，每日 2～3 次。

【內服】薑黃、葛根、白芍、桂枝、桑枝、靈仙，左肩加紅花、桃仁、當歸、丹參（孕婦及婦女經期忌用），右肩加黨參、黃蓍、香附。每日 1 劑，水煎服。

四、練功治療

1. **抬肩**：彎腰，兩上肢下垂，兩手相握，兩上肢向前擺動，幅度逐漸增大。

2. **肩外展**：彎腰，兩下肢下垂，向左右自然擺動，幅度逐漸增大。

3. **肩後伸**：兩足分開與肩同寬，兩手在體後相握，掌心向外，用健手帶動患手，盡力做後伸動作，身體不能前屈。

4. **白馬分鬃**：

【準備】兩腳開立與肩同寬，兩臂下垂，雙手交叉在小腹前面，左手在上。

體向前俯，目視雙手，兩手交叉舉至頭頂上端，身體挺直，兩臂向兩側分開，恢復準備姿勢。上舉時吸氣，放

下時呼氣，動作宜緩慢，兩臂宜儘量伸直。上舉時如上攀物狀，儘量使筋伸直展開，向兩側分開時，掌心向下成弧形線，兩手交叉時，如左肩有病，左手在前，右肩有病，右肩在前。

五、針刺治療

【體針】取穴：條口透承山，肩貞、肩髃、肩髎、曲池。

【針法】初期疼痛劇烈者用瀉法，中、後期功能障礙者用補法。條口透承山時針尖只能在承山穴皮下，不穿透皮膚，留針時囑患者盡力活動肩關節，留針 30 分鐘。

【手法】取穴：肩、頸。

【針法】平補平瀉法。

【耳針】取穴：肩、頸。

【針法】平補平瀉法。

武當木七星針療法：以木星針蘸武當傷科經靈酒叩打肩周及患側頸部及背部，以局部皮膚潮紅，患者感覺患處有熱感為度。隔日 1 次，直至痊癒。

第四章

腿痛的治療

　　腿痛為臨床常見的多發病，它的病因複雜，臨床症狀不一，多數患者與腰部、臀部的疾患有直接關係。對於此病如果只看現象，不看本質，往往誤診為風濕性關節炎、坐骨神經痛、肌纖維組織炎。由於不能正確地診斷，治療方法不當，效果往往不好。

　　因為腿痛病因複雜，症狀不一，短篇實難盡述。這裡僅就筆者臨床常見與腰部及內科疾病沒有多大關係、純屬下肢關節及關節周圍的軟組織病，如骶髂關節損傷、膕肌損傷、脛側副韌帶損傷、距腓前韌帶損傷等症的治療，加以介紹。

一、骶髂關節損傷與治療

　　骶髂關節損傷是一種慢性損傷，多見於婦女，尤其是產婦。常單側發病，有時亦可兩側發病。其症狀類似腰椎間盤脫出，經常被誤診為腰部的疾病或風濕性疾病及坐骨神經痛。

　　這種病的主要症狀及診斷可以概括如下：腰痛、腿痛或臀痛；夜裡睡覺翻身痛；站著好些坐著痛，咳嗽打噴嚏時痛加重；分髖擠髖呈陰性。

　　治療此症常用按摩手法：

　　1.分髖壓迫手法：病人仰臥，將其骶部中線與治療床

緣平齊。術者站在床旁，用一手固定患者健側髂前上棘，用另一手向下壓迫患側髂前下棘，患側下肢可以垂在治療床下邊，以增加壓迫力量。

2.**轉動大腿法**：病人仰臥，將其骶部中線與治療床緣平齊。術者站在床旁，用一手固定健側大腿，用另一手壓迫患側屈曲的下肢。如為兩側損傷，可分別操作。

以上兩法可交替使用，每種方法做 2～5 分鐘，每日1 次或隔日 1 次。

二、肌損傷的治療

膕肌損傷是過去醫學書上沒有記載的疾病，但臨床工作中見到不少患者，因活動不慎造成損傷。表現為小腿局部疼痛或膝關節周圍疼痛。

經常被誤認為「關節炎」。但經檢查並未發現關節的炎症病變，透過臨床實踐，使我們認識到：膕肌是一個小肌肉，而膝關節是個大關節，一大一小是一對矛盾，因而容易引起膕肌損傷。

其症狀為：蹲下起來、上樓（坡）痛，一般膝蓋前面痛，有的腿肚抽筋腳跟痛，腿肚上端有壓痛。經過反覆實踐，證明按摩膕肌確有明顯效果。

【治療方法】在小腿後面上端，膕窩的下方三橫指處，找到膕肌壓痛處，用拇指作彈按摩法。彈撥方法與膕肌纖維方向垂直，即由下外方向上內方左右彈撥。每次彈撥 1～5 分鐘，按摩完後，讓病人仰臥，助手固定病人患肢大腿，醫生握住患者小腿踝關節稍上方，向遠端牽拉，這樣作陣發性牽引 1～2 分鐘，每日可作 1～2 次，直至

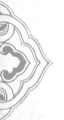

痊癒。

三、脛側副韌帶損傷的治療

發病時，病人主訴膝關節內側痛及壓痛，多有外傷史。

【治療方法】在膝關節內側面找到壓痛點，用彈撥手法左右彈撥 5 分鐘後，加用下述兩種手法。

背動手法 1 ：

患者仰臥。術者坐在患者患肢部床端，將其患肢屈曲90°，術者用一腳蹬住患者患肢股骨下端，用手握住病人小腿下端進行持續性牽拉，在牽拉的同時向內、外側方向作旋轉運動。

背動手法 2 ：

患者仰臥。術者坐在床端，用雙手握住病人小腿上端，將病人小腿屈曲約 60 度，術者用臀部壓住病人足部，用雙手前後推拉病人小腿。

上述兩種被動手法，每日操作 2～5 分鐘，每分鐘操作 10～20 次。

四、距腓前韌帶損傷的治療

本病比較常見，病人主訴：足背外側靠後方處疼痛及壓痛。其原因是由於足外側沒有肌腱通過，距腓前韌帶易於損傷。但扭傷後積極治療和適當活動，則很快痊癒。

如果扭傷後臥床休息不活動，則會造成慢性損傷，反而延長病程。

治療這種疾病，急性的用針刺止痛，加上積極活動即可。針刺部位一在內踝後方一橫指處扎透針，透到外踝後

方，提插捻輪轉，不留針，對慢性病人，則用摩法按摩距腓前韌帶損傷外，並配合被動手法治療，一般 1～4 週即癒。

被動手法 1：

病人仰臥，膝關節屈曲。術者用一手將病人患肢腳跟骨固定於治療床上，用另一手握住小腿下端，作上、下移動。

被動手法 2：

病人仰臥，患肢膝關節屈曲 90°。術者坐在治療床上端，用雙手握住病人足前部及足跟，用一隻腳抵住膝關節後面，雙手用力向後牽拉，在牽拉的同時，雙手用力將病足向內（向足心）旋轉。

上述兩種被動手法：每次做 1～5 分鐘，1～2 天做 1 次。

針刺治療：

【體針】取穴：環跳、委中、膝眼、陽陵泉、陰陵泉、風市、足三里、崑崙、申脈。

【手法】久病的寒證用補法，急性熱症用瀉法。

【耳針】腿、臀。

藥物治療：

【外用藥】武當傷科熱敷方熱敷患處，土坑熱蒸法。

【附方法】挖一土坑，可以容患者腰以下及雙下肢為度，以黃狗全骨架曬乾一副，尋骨風 100 克，艾葉（乾）1500 克，靈仙 100 克，桑枝 200 克，國槐樹枝 200 克，諸藥放入土坑內點燃，燒至諸藥全燃時，坑內撒濕土薄薄

一層。

　　這時在土坑上架一木架，將患肢放在土坑上讓熱氣燻蒸，上面蓋棉被，以免熱氣走失，若坑內熱度太高，可再撒濕土，要以患者能忍受，不燙傷皮膚為度。此法燻後，多數患者能排除大量涼汗，症狀減輕。

　　【內服藥】可選用獨活寄生湯、身痛逐瘀湯、健步虎潛丸、大活絡丸等。

　　【練功治療】參考髖關節脫位、膝關節脫位後的練功方法，此處不再贅述。

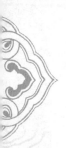

武當道醫
傷科臨證靈方妙法

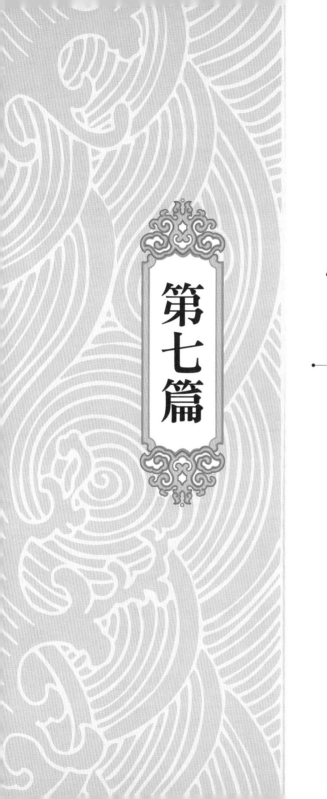

第七篇

傷科雜病的治療

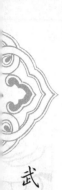

武當道醫

傷科臨證靈方妙法

第一章

水火燙傷的治療

由於強熱侵觸人體，造成體表損傷，稱為水火燙傷或稱燒傷。武當道教醫藥認為，熱盛則肉腐，以致皮肉腐爛，若嚴重的侵害，則因熱毒之氣熾盛，傷及體內津液，以致臟腑不和、陰陽失調。故有時受傷嚴重者，出現傷陰損陽、臟腑不和及氣津枯竭的危重症狀。

一、外治法

（一）酒精或白酒外敷法

水火燙傷無論輕重、無論生疱與否，在第一時間皆可用毛巾、棉花或衛生紙浸高度白酒濕敷於傷處，待乾時另換濕的，不可間斷。輕者半小時，重者 5~10 小時。如果傷處生疱、脫皮，經用酒敷絕不會發炎、化膿，亦無火毒攻心之慮，因為高度酒揮發快，可將熱毒帶走避免了熱毒內傳。用此法初敷微痛，再敷則不痛，痊癒後不留疤痕。

（二）醬油濕敷法

用毛巾、棉花、衛生紙浸足醬油濕敷在水火燙傷處，幹了就換，輕者不間斷地敷半小時，重者連續濕敷 1～2 小時。痊癒後不留疤痕。

（三）小麥麵埋藏法

水火燙傷，急用小麥麵將傷蓋住，用乾麵將傷處蓋至 10～15cm 厚，亦可將手足埋藏在麵桶內，麵熱換涼的蓋

上。

（四）香菸濕敷法

水火燙傷急將香菸用冷水浸濕敷於傷處。用菸多少，以受傷面積大小而定。

（五）生石灰加麻油外敷

生石灰 250g 加水溶解。冷卻澄清後，取清液倒入潔淨瓶中，以食用麻油 100g 緩緩加入，一邊加一邊用筷子不斷向一個方向攪動。石灰水加入麻油後因化學反應，會變成乳白色漿糊狀，待加入麻油不再變色時，就停止加麻油，蓋好備用。凡遇水火燙傷，以此液塗之，有冰涼的舒適感，不須包紮，不會有感染化膿之慮。

（六）橘汁外敷

壞、爛的橘子不要拋棄，放在陶瓷製的粗罐或有色的玻璃瓶中，密封貯藏，越陳越好。最短越一年後使用最好。用時倒出浮在上面的橘汁，用毛筆沾此橘汁塗在衛生紙上貼於傷處。若受傷嚴重，很快此紙會乾，乾了再塗此汁於紙上，保持紙的濕度，持續不斷，直到腫消為止。此方治療水火燙傷有神效。

（七）白芙蓉油外敷

取開白花的芙蓉花一筐，投入麻油中，花多味濃，花少味淡。須調配適度。用酒罈、陶瓷罐或瓷缸及玻璃瓶封口貯存，越一年即可用。如能貯存十年以上者，則為無上靈藥。將此油棉塊浸濕敷傷處，亦可用泡油的芙蓉花敷於傷處，可立止痛，不論傷勢輕重起泡及潰爛多年者，皆可用之。

（八）樹枝煎湯塗搽

取三枝油，槐樹枝、柳樹枝、桑樹枝各 65g，白蠟 45g、血餘 32g、紅糖 32g、冰片 15g、麻油 545g。

先將三種樹枝放油內煎枯、去渣，後將頭髮、紅糖加入再煎一會，然後過濾去渣，再加入冰片、白蠟攪勻，晾一夜即可使用。用鴨毛或潔淨毛筆蘸藥油搽傷處，一天 2 次，1 週可癒。

（九）武當燒傷膏

豬油 500g、桐油 60g、小九龍盤油（小九龍盤草 30g 浸泡在 120g 茶油內 1 週即可）60g、密陀僧 24g、松香 12g、黃連 24g、首烏 24g、瀉葉 12g、花椒 12g、九月花 15g、地苦膽 15g、太和茶 15g、地榆 60g、虎杖 30g。

諸藥分研極細麵，將豬油加熱 120°加入陀僧攪勻，並立即停止加熱，續加松香溶化，當液溫將至 100°時加入桐油，油溫將至 80°時加首烏、地榆、太和茶、花椒，油溫將至 60°時加地苦膽、九月花、瀉葉、黃連、虎杖，油溫將至 40°時加入小龍盤油，邊加藥邊攪拌，直到油和勻成膏收貯備用。

無論水火燙傷輕重，潰爛與否，皆可以此膏外敷傷處，輕傷每日一換，重傷一日兩換。

（十）武當道教醫藥水火燙傷浸泡濕敷法

虎杖 30g、生地榆 30g、黃連 15g、黃柏 15g、黃芩 15g、生地 30g、紫草 15g、乳香 15g、沒藥 15g。將諸藥研粗末。煎煮兩次，約取藥汁 300ml，待藥汁涼後，將患肢浸泡在藥汁內。若受傷面積過大，可按比例加大藥量，

多煎煮藥汁浸泡，傷處不便浸泡處（軀體部位），可用消毒毛巾浸泡藥汁，濕敷患處，毛巾水乾，可用藥汁濕透，保持毛巾有藥汁濕潤，4～8 小時換一次毛巾。直到傷處痛輕，水泡不生時換老君救苦膏至傷處痊癒。

（十一）黃瓜液濕敷法

夏至節以前，黃瓜數斤（或更多），揀淨、搗碎，用瓷罐或玻璃瓶裝好，將口密封，待到冬至，罐中黃瓜化水，每取黃瓜液浸泡或濕敷傷處。此黃瓜液不能污染，存放的時間越長越好。唯要在夏至節配製，急用時取之。

（十二）武當老君救苦膏

生地 50g、當歸 50g、黃連 50g、紫草 50g、象皮 30g、甘草 20g、香油 1000ml、白蠟 50g。上藥如法熬膏，外敷傷處，每日換藥一次，直至傷處痊癒。

二、內治法

水火燙傷輕症，只需外治即可治癒，若傷勢嚴重者，可配合內服藥物，以防熱毒攻心。

【方 1】銀花 30g、綠豆 30g、生甘草 20g。煎水代茶頻服。用於輕傷者。

【方 2】黃連 10g、黃芩 10g、生地 30g、元參 20g、赤芍 20g、丹皮 10g、山梔 10g、生甘草 10g、竹葉 10g。水煎服，用於重傷。

【方 3】麥冬 20g、石斛 20g、白芍 20g、玉竹 10g、沙參 20g、生地 20g、黃精 20g、生草 10g、地骨皮 20g。煎水頻服，適用於受傷後期，口乾心煩者。

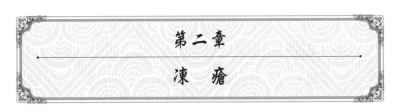

第二章

凍　瘡

　　凍瘡是發生在寒冷潮濕季節，常見於手、足、顴部、耳廓等暴露部位，表現為紫紅色或暗紫色，觸之冰冷，嚴重的可以潰爛，收口緩慢。

　　在武當道教醫藥裡對凍瘡有過豐富的記載，防治方法也是多種多樣。《外科啟玄》稱凍瘡為冷瘡，《諸病源候論》稱凍風、瘍凍，《瘍醫大全》把凍瘡發生在足跟的稱為灶瘍。

病因病理

　　外露的肌膚，觸冒風雪寒毒之氣，受凍時間過久，氣血壅澀，以致氣血瘀滯而成。

臨床表現

　　常發生在手背、足背、顴部和耳廓等血液循環較差的暴露部位。損害為侷限性瘀血性水腫，按之退色，壓力去後紅色恢復正常，嚴重的可有大疱，疱破後可產生潰瘍。自覺有腫脹感，暖熱後皮膚瘙癢，潰爛後有痛感。

　　鑑別診斷：應與多形紅斑相鑑別。多形紅斑損害為多形性，無瘀血現象，常對稱分佈四肢遠端及面部，多發生在春秋兩季。

治　療

一、單驗方

1. 楝樹果，水煎取藥汁洗，極效。

2. 秋茄根煎湯，乘熱洗，如破皮以螃蟹殼燒灰摻之。

3. 常用薑汁塗搽。

4. 辣椒 5 只，煎汁一碗，搽洗，一日二三次。

5. 蜂蜜、豬油，按 7：1 的比例，充分混合後，外搽患處。

6. 長辣椒 30g，經凍麥苗 60g，切碎混合，加水 2000~3000ml，煮沸 15 分鐘，去渣備用，趁熱用布蘸藥水洗患處，水涼為度，一日一次。

7. 鮮虎耳草適量，洗淨，搗爛，敷貼患處。

8. 棉花燒灰，摻潰爛處。

9. 蜀椒、川芎、白芷、防風、生薑各 20g，濃煎取汁，洗患處。

10. 取豬蹄的硬殼適量，烘乾後研細，加麻油調成糊狀，塗在潰爛處，一日二至三次。

二、內治法

一般不需要內治，部分較重的病例，酌情配合內服方。

【治法】調和營衛，溫經通絡。

【方劑】桂枝加當歸湯。

【方藥】桂枝、靈仙、赤白芍各 9g，全當歸 12g，炙甘草 5g，片薑黃 6g，紅棗 10 枚，生薑 3 片。

水煎，每日 1 劑，分 2 次內服。

【加減法】平素畏寒者為陽虛之體，加製附片、巴戟天、鹿角片。氣血虛弱者，酌加黨參、黃耆、熟地、鹿角片。凍爛久不收斂，加白蘞、上肉桂、黃耆、黨參。

三、外治法

【方 1】淨馬勃粉 60g，白凡士林 300g。凡士林加熱，待溶化加馬勃粉調成軟膏，外敷凍傷處。

【方 2】紫皮獨頭大蒜適量。搗爛成膏，於陰曆六月六日外敷凍傷處，在烈日下曬 10~30 分鐘，待凍傷處痛不可忍時，將蒜膏去掉，若局部起泡，可用消毒針挑破，待水流淨，用消毒紗塊包紮固定，直到痊癒。一般外敷一次即可痊癒。

【方 3】洗藥：當歸、紅花、川烏、草烏各 9g，透骨草 12g，加水適量，先燻後洗。

第三章
刺入異物取出法

異物刺入體內，常見有槍彈片、竹木刺、鐵丁及玻璃碎片等。這些異物若不取出，則可造成化膿感染及其他變症。

【方1】竹木刺入肉內不出，螻蛄（不論多少）搗爛敷患處，連續3次即出。

【方2】銅、鐵、竹、木刺入肉內，以鮮蝸牛搗爛敷傷處，並用南瓜瓤搗爛敷蓋於蝸牛肉上，3天異物可取。

【方3】木屑、玻璃刺入肉內不出，用「老虎哥」（螳螂）一隻，搗爛加烏藥粉少許外敷傷處。

【方4】槍彈片、鉛彈入肉內，但未進臟腑者，可用磁石、鵝管石、陽起石各10g，田雞頭3個（焙黃），共研細麵。先用瓷酒壺裝滿白酒，燙沸後將藥面倒入壺中，速將壺口叩在傷口上，彈片可出。

【方5】槍彈入肉，未入內臟，用螻蛄3個，韭菜地蚯蚓3條，南瓜瓤15g，磁石10g，共研細麵，水調外敷患處。

【方6】蛇骨入肉內不出，取官蟬（臭蟲）1隻，取官蟬血滴傷處，呈紅色可見蛇骨跳出。

【方7】扎得很深的刺，把芋頭磨成泥狀，貼在傷口，刺自會浮出。

【方 8】5 份老南瓜瓤、1 份蓖麻籽仁，共搗爛如泥狀，敷於傷處，包紮，每日換 1 次藥，直到吸出異物為止。

異物已取出局部紅腫可敷下方：

蘿蔔削去表皮，再用刀刮蘿蔔成泥狀，敷於傷口包紮，每日用藥 3 次。

第四章

各種動物咬傷的治療

一、毒蛇咬傷

毒蛇咬傷是一種險惡的外科疾患，被咬者如不及時治療，往往有生命危險。蛇的種類很多，我國大約有 160 種左右，其中毒蛇有 50 種左右。而危害較大且能致人死亡的毒蛇主要有 10 種，如眼鏡蛇、眼鏡王蛇、銀環蛇、金環蛇、蝮蛇、尖吻蝮、竹葉青、烙鐵頭、虺蛇、海蛇。

一般毒蛇是頭呈三角形、尾短而細、身體花紋色彩比較鮮明，但也有少數的毒蛇頭並不呈三角形，體系花紋也不明顯。毒蛇與無毒蛇的根本區別是毒蛇具有毒牙和毒腺，咬傷處留有一般齒痕外，另外二個或四個很明顯的齒痕，形如（‥）（，，）（∶∶），這些是毒蛇咬傷的特徵。

（一）臨床症狀與診斷

毒蛇咬傷後，多有牙痕或自覺症狀，如疼痛、腫脹、淋巴結腫大、傷口麻木、嚴重的暈厥，因蛇毒類型不同，蛇傷後會出現不同的症狀。

1.風毒（神經病）：金環蛇、銀環蛇、海蛇的蛇毒主要是風毒，風毒吸收快，但潛伏期較長，一般多在 1～16 小時後出現全身症狀，易於疏忽，但危險性大，如能度過危險期（ 48 小時），症狀一經好轉，就能很快痊癒，一般無後遺症。

（1）**局部症狀**：有傷口疼痛而麻木，並向上發展，傷口流血不多，患肢呈瀰漫性腫脹。

（2）**全身症狀**：有頭昏、嗜睡，肌肉、關節疼痛，嘔吐、腹痛及腹瀉等。重者可引起顏面失去表情、不能言語、聲音嘶啞、吞嚥困難、口吐白沫、血壓下降、瞳孔放大、抽搐、休克以致昏迷。常因呼吸麻痺、循環衰竭而死亡。

2.火毒（血循毒）：竹葉青、尖吻蝮、蝮蛇的蛇毒主要是血循毒。血循毒引起的症狀明顯，潛伏期短，發病急，易引起注意，應及早醫治，因此死亡率低。但病情持久，在 5~7 天後還有死亡的可能，水腫消退亦慢，常造成局部壞死、傷肢萎縮、斜視等後遺症。

（1）**局部症狀**：痛如刀割，傷口流血不止，患肢腫脹並向上發展，皮下出血，形成斑點或塊狀的瘀斑，皮膚發紫、發黑，水疱、血疱，以致組織壞死。

（2）**全身症狀**：寒顫、發熱，全身肌肉疼痛，衄血，尿血，尿閉，腎功能衰竭及胸腹腔大量出血和心臟損害。

3.風火毒（混合毒）：眼鏡蛇、眼鏡王蛇的蛇毒是混合毒。臨床表現有神經毒和血循毒一系列病變。

（1）**局部症狀**：傷口疼痛或麻木，患肢腫脹，並向上發展。咬在下肢者輕的腫至踝部、小腿，重則腫至大腿、腹部；咬在上肢者輕的腫至腕部、前臂，重則腫至上臂、胸部。傷口有血液滲出，周圍有水疱、血疱。

（2）**全身症狀**：輕者僅有頭昏、眼花、周身關節疼痛，輕度發熱等，重者可出現眼瞼下垂、復視、視蒙或失

明、胸悶、思睡、吞嚥困難、張口不利、咽痛、味覺消失、頸項強直、尿少、尿閉、氣促、呼吸困難、煩躁、昏迷。

（二）急救方法

1.早期結紮：是使傷肢少動、阻止或減少蛇毒吸收的一種方法。結紮的部位在受傷的上部，結紮緊度以阻斷淋巴、靜脈回流為度。結紮的時間在咬傷後愈早愈好，但每隔 15～30 分鐘放鬆 1～3 分鐘，以免肢體因血循環障礙而壞死。一般在服有效蛇藥半小時後除去結紮帶。

2.沖洗傷口：結紮後，應立即採用井水或河水沖洗傷口，去除傷口周圍毒液。條件許可時，最好用雙氧水、肥皂水或鹽開水及中草藥煎水沖洗。

3.擴創排毒：在沖洗傷口後，用小刀在兩毒牙牙痕之間切開成「一」形，或「十」形切開，並檢查傷口，有無毒牙折斷殘留，如有毒牙應立即取出，或再在傷口周圍，根據腫脹情況做若干「十」字形小切口。同時用三棱針刺八邪、八風穴，沿皮深刺 2～3 毫米，使毒液外溢。還可以在傷口處用拔火罐法，使毒液迅速排出或暢流。搶救者若無口腔黏膜破損和齲齒，也可用口吮，邊吸邊吮，再用清水漱口。

傷口及其周圍在擴創後，將傷肢的傷口浸泡在中草藥煎液中或飽和的鹽水中，可邊浸邊洗，也可在腫脹的肢體上輕而緩慢的從上向下擠壓，持續 10～20 分鐘。經擴創排毒後的傷肢，應採取下垂位置。傷口用中草藥煎出液作冷濕敷，以利繼續排毒，並可防止感染。

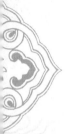

另外，老君神火放在傷口內燃燒，有破壞蛇毒的作用，是一種武當特有的急救方法。

（三）方藥及使用的方法

1.內治法：武當傷科對蛇傷的內治原則是：鎮痛、護心、定毒、排毒、防爛 10 個字。

【方 1】好醋一二碗，讓患者病傷後立即內服，可起定毒作用，使毒氣不隨血走。

【方 2】半邊蓮（鮮）50g，煎水服，可鎮痛、排毒，防止傷肢潰爛。山謠說：「認識半邊蓮，敢於毒蛇眠。」

【方 3】五靈雄黃散：五靈脂 5g，雄黃 2g，共研細麵，酒調沖服。可排毒消腫防爛。

【方 4】白菊花、黃菊花各 30g，煎水服，可防蛇毒入心。

【方 5】武當秘製紫金錠：白蚤休 50g、山茨菰 30g、五倍子 30g、千金子 10g、香白芷 50g、真麝香 1g、紅大戟 10g。諸藥分研細末和勻，以糯米粥為劑，每劑藥分作 40 粒，於端午、七夕、重陽日合藥，如欲急用，辰日亦得，於木臼中杵數百下，成粉合丸。此方功效神速，出乎意料，每服 1 丸，日服 3 次。本方原稿無劑量。

【方 6】白芷麥冬湯：香白芷 15g、麥冬 15g，以水兩碗，酒一碗同煎至一碗半，一頓服用，可排毒消腫解蛇毒。

2.外治法：

【方 1】雞蛋拔毒方：雞蛋 5 個，將雞蛋敲破頭，以破頭合在蛇咬之處，聽蛋內有聲、顏色變黑再換一個，待

雞蛋不變色時，說明毒氣拔盡，即止痛，神效也。

【方2】白芷、蚤休各等份，研麵水調外敷。

二、犬咬傷（狂犬傷，此處不討論）

【方1】真虎骨刮細麵撒在傷處。

【方2】川椒、胡椒各等份研麵外敷傷處。

【方3】生甘草35g，煎水外洗傷處。

【方4】熱牛糞外敷患處。

【方5】黃蠟1.5g、樟腦1g、梅片1g，共為細末，每日1次，茶油調搽之。

三、蠍子蜇傷

【方1】雄黃研麵，涼水調敷傷處。

【方2】用傷者的尿調土成泥敷傷處。

【方3】取井底泥敷傷處。

【方4】房上瓦溝裡灰，涼水調敷傷處。

【方5】大蝸牛一個搗碎敷傷處。

四、蜈蚣咬傷

【方1】以雄雞倒掛起來少時雞口內流涎，以此涎塗傷處，立即止痛。

【方2】生茄子半個，加白糖適量搗爛外敷傷處。

【方3】野苜蓿適量搗爛外敷傷處。

【方4】雄黃麵適量，黃酒調敷傷處。

【方5】鮮雞血塗傷處。

五、蚊蟲咬傷

【方1】取陳煙桿內的煙油塗傷處。

【方2】肥皂浸濕塗擦患處。

【方3】菊葉少許用鹽揉出汁塗傷處。

六、蜂蜇傷

【方1】立即塗人尿於傷處。

【方2】馬齒莧搗碎擠汁塗傷處。

【方3】大蒜搗泥敷傷處。

【方4】用人乳汁塗傷處。

七、豬咬傷

【方1】生龜板研麵麻油調敷傷處。

【方2】生甘草煎水外洗傷處。

【方3】松香化開，乘熱貼傷處。

八、貓咬傷

【方1】薄荷煎水外洗傷處。

【方2】銀花煎水頻飲水。

【方3】陳薑頭嚼爛敷傷處。

九、鼠咬傷

【方1】以貓尿洗傷處。取貓尿法：用大蒜擦貓鼻即尿。

【方2】香椿樹皮 50g，煎水內服。

【方3】若鼠咬傷處潰爛，以死貓頭骨燒灰，撒傷處。

【方4】久潰不癒的鼠咬傷，內服參尤膏。

十、蜘蛛咬傷

【方1】蜈蚣一條研麵，豬膽汁調塗傷處。

【方2】秦艽 20g，煎水服。

【方3】蘭靛汁一碗，入雄黃、麝香各少許點塗傷處，並服其汁。

【方4】白羊乳 50g，水煎服。

【方5】白羊肝搗爛敷傷處。

十一、熊虎狼咬傷

【方1】以肥生豬肉切片貼傷處，不斷換之。

【方2】以生鐵熬水洗傷處。

【方3】傷處出血不止，以地榆 50g、三七麵 10g、苦參麵 20g，共研細麵撒傷處。

【方4】青皮棉捲為繩點燃。納入竹筒內，將竹筒口對準傷處燻之。

【方5】生葛根煎水洗傷處。

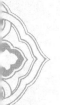

第五章
創傷及手足指感染的治療

一、創傷的治療

創傷，是指由於外來的直接暴力，使皮膚、筋肉、筋脈以及臟腑受傷，而有傷口出血者。古代稱為「金刃傷」「金創」等，傷口的部位、大小、深淺、清潔與否，對癒合的快慢有著密切的關係。

對創傷的治療，武當傷科是止血為先，傷口及時清洗敷藥，特別強調不能讓傷口化膿。

（一）臨床病因及症狀

1.刺傷：由於針、釘、刺刀等尖銳器刺入所致。特點是傷口小、傷口深，可能傷及重要臟器，若治療不當危及生命。

2.切傷：由於刀、玻璃、碎片等銳器的切割所致。特點是傷口邊緣整齊而平行，出血較多，引流通暢，傷口小容易癒合，傷口大，損傷重要臟器，亦有生命危險。

3.挫傷：由於棍棒等堅硬物打擊所致，傷口不整齊，傷口周圍腫脹面大，多數有皮下瘀血，故傷處呈青紫色。

4.擦傷：由於摩擦在硬而不光滑的物件或地面，傷口有少量血液滲出。

5.撕裂傷：由於較鈍的暴力，猛將皮膚、經絡撕裂所致，傷口邊緣多不整齊。

（二）治療方法

止血：出血的多少，決定於受傷血脈的大小，若大血脈受傷，出血量在 500～1000 毫升者，若能及時合理地治療，一般不致發生危險。若失血量達到 1500 毫升左右，如不及時搶救，常有生命危險。故武當傷科把止血作為治療創傷的當務之急。常用的止血法如下：

1.壓迫包紮法：適用於中、小傷口的出血。此法只需將傷口清洗乾淨，用武當如聖金刀散撒於傷口，外用潔布包紮即可。

附如聖金刀散：

【方藥】松香、白礬、枯礬、陳石灰。

【製法】上藥共研細麵裝瓶備用（經過高壓滅菌後使用）。

【功用】用於各種創傷、出血疼痛。

2.填塞法：適用於出血量多或找不到出血點的傷口。常用武當傷科的真武神效止血膏納入傷口中，外用潔淨布包紮即可。

附真武神效止血膏：

【方藥】阿膠、白及、象牙屑、珍珠粉、象皮灰。

【製法】上藥除阿膠，共為細麵，阿膠烊化後，將藥麵合入，製成大小不等的薄片，備用。

【用法】凡遇創傷流血不止，或傷及內臟出血，可將此膏納入傷口，外用潔淨布包紮。

3.捆紮止血法：此法適用於四肢的大出血，常用細而軟的橡皮帶或醫用止血帶，紮在出血傷口的上端，不宜直

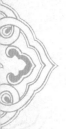

武當道醫傷科臨證靈方妙法

接紮於皮膚，須紮在傷員的襯衣外或墊以紗布再紮，鬆緊度以達到止血為宜，不可過緊。從紮帶時算起 40 分鐘鬆帶一次，以免肢體壞死。捆紮時間以不超過 2 小時為宜。不過，最好採用西醫的縫合法止血，或西醫手術搶救，並應預防破傷風。

4.內服藥止血法：適用出血過多，難以止血者。

（1）獨參湯：大人參 25g，一次燉服。

（2）跌打便血湯：白及、茅根、大黃，水煎服，服用時加童尿少許更妙。

（3）跌打尿血湯：茅根、白及、車前、丹皮，水煎服，湯中兌童便少許更妙。

（三）創傷暈厥的防治法

創傷暈厥多由於出血過多，疼痛劇烈或精神過度緊張所致。如不及時搶救，將會造成危險後果。臨床上常採取以下措施來防止暈厥的發生。

1.減輕疼痛：可用止痛藥和針刺及氣功點穴法止痛，重症骨折要注意立刻上夾板固定。還可採用西藥止痛的針劑。

2.注意保暖：寒冷容易促使昏厥，可給病人熱飲，或以棉被、熱水袋等法保暖。

3.保持安靜：傷員必須保持安靜休息。

4.採用頭低仰臥位：必要時請西醫會診，給予輸血、輸液、傷口縫合止血。

5.受傷 24 小時內要密切觀察，預防內出血的發生。

6.一般創傷後，應給予玉真散內服，以預防破傷風，

也可用西藥肌注破傷風針劑，傷口用西藥雙氧水沖洗。

玉真散：

【藥方】生南星、防風、白芷、天麻、羌活、白附子。

【製法】共為細麵備用。

【用法】每服 10g，熱酒一盅調敷。

（四）武當傷科各種創傷清洗藥方

【藥方】千里光、金銀花、紅花椒、蒲公英、川黃連、山梔子、川黃柏、苦參根、白及、土三七、蒼耳子、香白芷、乳香、沒藥。

【用法】上藥各等量，煎水外洗。

【功用】解毒、止痛、止癢、生肌。

二、手、足指感染的治療

手、足指趾感染是指指趾甲溝炎、化膿性指趾頭炎。本病多有外傷（如針尖、竹、木、魚骨刺傷）或昆蟲咬傷，使毒邪乘虛而入，留於經絡之處，阻塞絡脈，氣滯血瘀而發病。

中醫稱為「疔瘡」。在指趾甲旁的稱為「蛇眼疔」，生在指趾甲頂端的稱為「蛇頭疔」，生在指趾間的稱為「蛀節疔」。本人用中藥膏外敷，必要時切開排膿的方法。十餘年間治療此病上百例，取得比較理想的效果。

（一）臨床症狀與診斷

1. 有外傷史，指趾端有傷口。

2. 有嵌甲病史和修剪甲後接觸污水史。

3. 局部疼痛、紅腫，夜間跳疼。

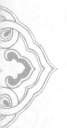武當道醫 傷科臨證靈方妙法

4. 全身發熱，局部化膿。

5. 日久可傷及指趾骨，形成骨髓炎，造成終身殘疾。

（二）治療方法

初起以甲疔膏（附方 1）外敷。成膿後切開排膿，外敷改良金黃膏（附方 2）。日久潰破形成骨髓炎者，以紅升丹捻插入換藥，有死骨者，在麻醉下取出死骨，以九一丹藥捻換藥。

若有全身發燒者，內服清熱止痛飲（附方 3）。

【附方 1】甲疔膏

【方藥】無名異若干。

【製法】將上藥置於鐵勺內，置火爐內鍛紅，立即倒入盛有陳醋的容器內，反覆 7 次，研為細麵備用。

【用法】用藥麵少許，香油調為膏，外敷患處。

【主治】指趾旁的蛇眼疔。

【附方 2】改良金黃膏

【方藥】天花粉、香白芷、生大黃、川黃芩、川黃連、生南星、薑黃、蒼朮、陳皮、甘草、黃柏、厚朴、鮮山藥。

【製法】上藥研細麵，合鮮山藥搗成膏。

【用法】外敷患處。

【主治】蛇頭疔、蛀節疔、其他部位疔瘡。

【附方 3】清熱止痛飲方藥：地丁、蒲公英、連翹、蚤休、赤芍、白芷、二花、生草、乳香、沒藥、黃連。

【用法】水煎服，每日 1 劑。

【主治】癰、疽、疔初起未化膿者。

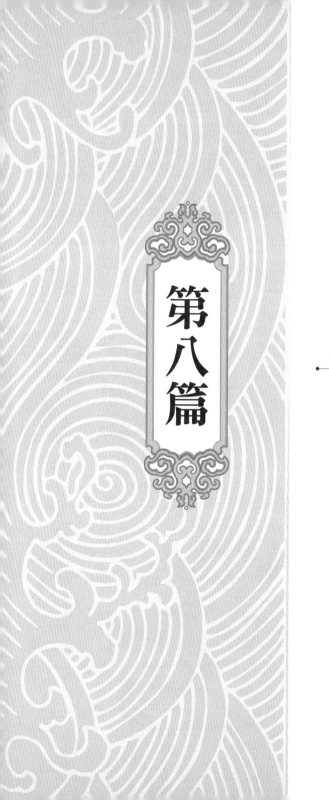

內傷與穴
位損傷的
治療

第八篇

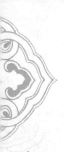

武當道醫傷科臨證靈方妙法

第一章
內傷的治療

凡因外力傷及人體內部，使臟腑經絡、氣血損傷者為內傷。被人點中要穴，雖也屬內傷，但為便於敘述，容單獨介紹。在此介紹最常見的頭部內傷、胸肋內傷、腹部內傷。

一、頭部內傷的治療

頭部內傷，可以影響全身，嚴重時可使患者喪失勞動能力，甚至喪失生命。頭部損傷嚴重與否，不是根據頭顱外表骨折或破皮等情況來作為診斷依據，而主要決定於頭部內傷的程度，有時表面沒有任何破損，卻因嚴重內傷而危及生命。臨床對頭部傷一定要引起高度重視，對於傷勢嚴重者，一定要求有西醫的配合治療，千萬不能延誤時機，造成不良後果。

筆者在此只介紹腦震傷的診斷與治療。

（一）臨床症狀與診斷

顱腦震傷主要為跌仆及暴力直接打擊所致。主要症狀是眩暈、頭痛及嘔吐，嚴重時可暈厥。輕傷時僅在短時間內出現頭暈、眼花或眼前發黑、冒火星、耳鳴等症狀，但很快就能消失。嚴重者則昏迷不省人事，可達數分鐘至數小時不等，危重者可達幾天以上，面色蒼白、呼吸淺速、脈微弱而遲，並有輕度發熱及四肢抽搐、痙攣。頭部可能

有挫傷、血腫等外傷和眼眶青紫。若顱骨底骨折時，可見鼻孔及耳道出血等危重症狀。

（二）治療方法

對於頭部危重症狀的治療比較複雜，這裡不述。僅對腦震傷患者脫離危險後，遺留的頭痛、頭暈、嗜睡等症介紹幾種治療方法。

1.平肝熄風法：適用腦震傷雖脫離危險，但仍有頭暈、頭痛、抽搐、心煩易怒等症者，可用天麻鉤藤飲或防風歸芎湯加減使用。

2.清熱化痰安神法：適用腦震傷後、頭暈、失眠、咳嗽痰多，用溫膽湯加減使用。

3.補中益氣法：適用於腦震傷後、頭暈氣短、體倦納差，可用於補中益氣湯加減使用。

二、胸肋內傷的治療

胸肋內傷常由撞擊或負重而致，輕者可致胸脅部氣滯血瘀，重者可致肋骨骨折而有時刺傷肺部，出現嚴重症狀。若損傷部位在左脅，造成內臟出血者，一定要請西醫搶救。

（一）臨床症狀與診斷

胸肋部傷氣後，經常出現的症狀有胸悶、咳嗽、氣急、呼吸不暢、疼痛脹滿、面積較大，並無固定部位。輕傷患者往往經過1～2天之後，才覺得疼痛。

胸肋部傷血的症狀是疼痛部位固定，面積較小，無氣悶及呼吸不暢感覺，但嚴重者時有咳血或痰中帶血，血色多見黑紫，咳嗆，轉側時疼痛顯著，有時還有輕微熱度。

（二）治療方法

1. 瘀血停滯胸肋作痛，按之尤甚，可服用復元活血湯。痛甚者，可服用活血止痛湯。

2. 氣滯而痛處不固定的，可服和營通氣散，順氣活血湯，加活血袪瘀之藥。

3. 胸肋痛而兼日晡發熱，喘咳帶痰者，可用丹梔逍遙散加減。

4. 胸肋外傷痛久不癒，可用黎峒丸、正骨紫金丹、胸脅散。

三、腹部內傷的治療

腹及少腹內部為胃、腸、肝、脾、腎、膀胱等臟器所在，多因受到劇烈的外力撞擊而受傷，甚至破裂出血。

（一）臨床症狀與診斷

如因暴力打擊致傷者，腹壁上多見有青紫腫痛，或皮膚破損的痕跡，若腹內臟腑膜絡損傷，氣血瘀滯，破裂出血者，則疼痛劇烈引起暈厥。腹內出血，除留於腹內凝成瘀血外，有時外溢而成嘔血、便血、尿血等症。出血多時，患者面色蒼白、脈數細無力。

（二）治療方法

腹部損傷出血太多，要預防血脫氣亡，給予獨參湯、當歸補血湯。必要時請西醫會診，給輸液、輸血及外科止血。

一般腹部損傷，瘀血作痛，可選用舒腸活血湯加大黃、五靈脂等藥。體實者可用大成湯，氣滯作痛者，可用和營通氣散，順氣活血湯加減。如遇氣血兩傷，常將以上

方劑合併使用。脘腹擊傷瘀血內結，胃氣不降，大便不下而有較輕的嘔吐症狀者，可用膈下逐瘀湯加竹茹、半夏等，或佐以左金丸、潤腸丸等，損傷腹痛尿血，且小溲澀痛者，可用小薊飲子。

若孕婦腹部受傷，不可妄用祛瘀攻下之藥，以防墮胎，只宜在安胎和氣飲中稍加祛瘀生新之劑，使氣血調和，其痛自止。

四、武當內傷救治方

（一）天麻鉤藤飲

【方藥】天麻、鉤藤、石決明、益母草、桑寄生、夜交藤、朱茯神、山梔、黃芩、牛膝、杜仲。

【用法】水煎服。

【功用】治腦震傷而引起的眩暈、抽搐。

（二）防風歸芎湯

【方藥】當歸、防風、川芎、荊芥、羌活、白芷、細辛、蔓荊子、丹參、乳香、沒藥、桃仁、澤蘭葉、蘇木。

【用法】水煎服。

【功效】化瘀定痛，治頭部外傷、青紫腫痛。

（三）溫膽湯

【方藥】陳皮、半下、茯苓、甘草、枳實、竹茹。

【用法】水煎服。

【功用】治腦震傷後遺頭暈、失眠、心煩、吐痰。

（四）補中益氣湯

【方藥】黨參、黃蓍、升麻、柴胡、當歸、白朮、陳皮、甘草。

【用法】水煎服。

【功用】治腦震傷後，頭暈體倦、納差氣短

（五）復元活血湯

【方藥】柴胡、花粉、歸尾、山甲、桃仁、紅花、大黃、甘草。

【用法】水煎服。

【功用】治損傷積血脅下作痛以及大便不通。

（六）活血止痛湯

【方藥】當歸、川芎、乳香、蘇木、紅花、沒藥、土鱉蟲、紫荊藤、田三七、赤芍、陳皮、落得打。

【用法】水、酒各半煎服。

【功用】活血定痛，治跌打損傷、瘀積腫痛。

（七）丹梔逍遙散

【方藥】當歸、白芍、柴胡、黃芩、白朮、薄荷、丹皮、山梔、生薑。

【用法】水煎服。

【功用】行氣止痛，調和肝脾。

（八）順氣活血湯

【方藥】蘇梗、厚朴、枳殼、砂仁、赤芍、歸尾、紅花、木香、桃仁、蘇木、香附。

【用法】水煎服。

【功用】活血祛瘀，行氣止痛。

（九）黎峒丸

【方藥】牛黃、冰片、麝香、阿魏、雄黃、大黃、兒茶、三七、天竺黃、血竭、乳香、沒藥、藤黃。

【用法】上藥如法炮製，煉蜜為丸如芡實大，每服 1
丸，無灰酒送下。

【功用】瘀血攻心，不省人事，一切無名腫毒、昏困
欲死等症。

（十）胸肋散

【方藥】乾薑、木香、香附、柴胡、杏仁、桔梗、乳
香、沒藥。

【用法】上藥研麵和勻，每服 10g，白糖水沖服。

【功用】胸脅外傷、咳嗽、呼吸痛甚。

（十一）獨參湯

【方藥】大人參 15g。

【用法】水煎服。

【功用】益氣固脫。

（十二）當歸補血湯

【方藥】當歸、黃耆。

【用法】水煎服。

【功用】補氣養血。

（十三）舒腸活血湯

【方藥】白芍、當歸、玄胡、蒲公英、紅藤、酒軍、
敗醬草、甘草。

【用法】水煎服。

【功用】治自高墜下、不損皮肉、瘀血流注臟腑、昏
沉不醒、二便不通。

（十四）小薊飲子

【方藥】小薊、滑石、大黃、通草、竹葉、藕節、當

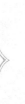

歸、梔子、炙甘草。用法：水煎服。功用：涼血止血，利尿通淋。

五、武當內傷急救法

（一）吹鼻催嚏開竅復甦法

此法是將藥末吹入患者鼻腔，刺激鼻腔黏膜引起噴嚏反射，從而達到通關開竅復甦醒腦的方法。

早在東漢張仲景所著的《金匱要略》中就已記載：「以薤搗汁灌鼻中」，或用「皂莢」研末吹鼻中以搶救猝死者。晉代葛洪則在《肘後方·救卒中惡死方》中記載了更多的催嚏開竅法，如「以蔥黃刺其鼻」，或以棉漬好酒、鼻塞，手按令汁留鼻中，或以單味（如皂莢、半夏、菖蒲）為細末吹入鼻中等法。

元代朱丹溪用通關散吹鼻取嚏，治療「卒中風邪昏悶不醒、牙關緊閉、湯水不下」，藥簡效捷，通關散成為催嚏開竅之代表方。清代龔自璋的《醫方易簡新編》在通關散處方中加入麝香、薄荷，效果更佳，並將此方發展到治療癃閉、失語、癲狂等病症。

武當山急救法中的通關散處方如下：

【方藥】細辛 10g、皂刺 10g、生半夏 10g、菖蒲 10g、薄荷 10g、麝香 1g。

【製法】上藥研為極細藥麵。

【用法】用紙筒或竹筒將藥粉少許吹入患者鼻中取嚏。

【主治】氣厥、痰厥、中惡、閉證中的寒閉、跌打損傷中的痛厥。

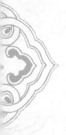

【使用注意】

（1）本法為治標之法，只供急救用，不可多用。

（2）對高血壓、腦血管意外、腦外傷致昏厥者不宜使用。平時素有鼻衄史患者，在使用時要特別慎重。

（二）擦牙開噤法

此法是將藥末擦在患者牙上，使昏迷患者口噤自開的一種急救方法。清代何夢瑤《醫碥》載有：「口噤即牙關不開也，由氣血凝結於牙關筋脈，不能活動。以蘇合香丸或生南星為末擦牙」，認為「乃為救暴中之急，預備當之」。本法藉助藥物辛香走竄之性及摩擦牙齒之刺激，促使昏迷者牙關開啟，神志甦醒。

武當開關散處方及使用方法如下：

【方藥】天南星 1g、冰片 1g。

【製法】共研極細麵，密封備用。

【用法】用手指沾藥麵少許抹擦患者臼齒齦至牙關開啟。

【主治】中風、痙攣、驚厥等患者見牙關緊閉、口不能開者。

（三）點穴急救法

凡遇中風昏迷、熱閉、氣厥、寒厥、痰厥、中惡、客忤等神昏竅閉者，急用拇指點掐患者人中穴。若牙關緊閉者，點掐頰車穴。

第二章
穴位損傷的救治

　　點穴術是武醫高手必備的基本功。武當傷科對點穴傷的救治，亦有獨到之處。認為點穴的原理無非是使氣血阻滯，使其不能流動，導致全身受它的牽制。如果能把所點穴位的門戶打開，使其氣血從新通暢，臨床症狀便會消失。比如某個時辰點人，閉住了某個穴位，那麼氣血一定會停滯在此穴的後面。救治應當在此穴的前面引導，或在對位的穴位開啟，使被閉的穴位受到震激，漸漸開放，使所阻滯的氣血也緩緩通過此穴。若被點的時間過長，氣血必有凝結，便使此穴成為瘀穴，那麼除了用合宜的手法外，應借用藥物的力量來化瘀。

一、點穴歌訣

　　周身氣血有一頭，日夜行走不停留。

　　遇時遇穴若受傷，一七不治命要休。

　　子時走向心窩穴，丑時需向泉井求。

　　井口是寅山根卯，辰到天星巳鳳頭。

　　午時卻與中原會，左右蟾宮分在未。

　　鳳尾屬申屈井酉，丹腎俱為戌時位。

　　六宮直等亥時來，不教亂縛斯為貴。

　　天門暈在地，　　尾子不還鄉。

　　兩肋丟開手，　　腰眼笑殺人。

太陽並腦後，　　傸忍命歸陰。
斷梁無接骨，　　膝下急亡身。

二、經穴定位歌

三溝六河十二經，前虎後龍在心中。
五臟六腑脾胃腎，上進下出分明定。
頭上七孔有明度，認清穴道要謹慎。
二仙傳道夾一窩，傷損何處去手摸。
三十六穴在崑心，背部護龍平半分。
頭上七孔歸八卦，二邊將合側爬痧。
前後正身十二經，十二經是保命經。
上有天宮前後定，山根正在眉中心。
頭上七孔風火貫，廿四條似瓜藤行。
兩傍身隨如金鎖，托須上下紫金鵝。
牙下兩筋痰血筋，鵝風鵝食門閉妥。
頭上兩傍少陽經，耳基耳忱在耳傍。
左右兩肩在井泉，左右井岩貼兩邊。
肩部各穴分明定，有傷治療即便全。
左右兩乳定氣門，乳下氣門定時辰。
乳下氣門休亂動，有傷有損藥可行。
左右金錢至飛燕，飛燕本是氣水貫。
左右燕頭護圓心，圓心氣水滴骨脘。
左右燕尾下金弦，終有勾子詳下邊。
下至腰子並肚腹，五穴分明實相連。
子午兩時為肚癰，兩筋貫腎互相纏。
腎筋纏珠經穴通，應知正是在心中。

醫傷全在靈機變，左右海河枇杷筋。
左右邊攔護海心，左右口中如魚唇。
襠裡坐跨氣水溝，兩膝魚脈後與中。
湧泉地穴腳板中，左右踝臁側腳損。
兩傍腳背花氣口，左右吊筋為閉經。
前有龍卵後糞門，天平正在跨襠裡。
銅壺滴漏居當中，糞門上面正鳳尾。
下有兩筋腰子筋，背上兩筋護龍筋。
胸前兩筋肚肺筋，台梁兩筋掛膀筋。
子午正在正中心，為人莫度此穴清。
有損無益都是真，若打此穴對子午。
三朝一七命歸陰，打中此穴對時辰。
及時就能見閻君，三關六節辨時辰。
十二刻有十二門，一時三刻六六穴。
戌亥走血散四筋，半夜子時血歸心。
氣血九一通頭頂，頭上東方見白髮。
可定陰陽辨時辰，此處記下十二時。
秋冬四季有早遲，日出辰時至天空。
烏血流入七孔中，辰巳相逢走鵝風。
巳落喬空四路通，走下金錢上走肩。
血路第一巳時逢，巳未相逢至金錢。
左右兩肩中胃脘，未時正落六脈穴。
子時腎筋並筋邊，鳳翅筋與台梁筋。
台梁筋子要分清，子午正在丹田穴。
血走魚攔氣歸陰，申時烏血正立襠。

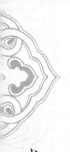

後走陰來前扶陽，金雞回轉馬公穴。

酉落二膝血歸上，三關走血膝相撞。

左右兩膝氣血強，兩足似馬無病思。

戌亥烏血散四筋，日歸陽來夜歸陰。

三關六節血穴清，出手打人要留情。

傷及要處要急救，誤時且要傷人命。

跌打受傷用藥精，若不精細誤殺人。

上下三部湯頭多，破血破氣還破膜。

醫師要懂三套作，氣閉人死先救活。

骨折脫位先正位，夾縛固定要無錯。

出血快用止血藥，防止毒風創內窩。

打得人死救人活，多作善事莫作惡。

三、十二時辰用藥訣（納子法）

子時血多多誤傷，子午潮熱面色黃。

胸肋腫痛吐血頻，雙元射七丹藥靈。

丑時受傷在肝經，吐血面青病不輕。

心煩易怒人消瘦，通丑扶木湯最靈。

寅時傷後咳嗽多，只因肺家是傷窩。

胸悶氣短不得臥，桔梗杏仁通氣佐。

卯時受傷大便難，只因大腸功不全。

腹痛且莫等閒看，少腹加減莫等閒。

辰時受傷胃遭殃，納呆珍肴食不香。

尚若能救此傷藥，參香活胃要適當。

巳傷周身軟無力，骨蒸智視力降急。

納食無味大便溏，補中益氣用之良。

午時受傷病在心，手足麻木腹脹膨。

心慌如同冰上走，天王養心丹藥靈。

未時血頭若受傷，寒熱往來痛難當。

氣逼陰嗌吐白沫，小便渾濁清利著。

申時穴傷笑不休，此傷七日骨頭枯。

小便癃閉不得出，洲官飲子病能除。

酉時血頭若受傷，腰背疼痛如發狂。

二便不暢嘔糞便，化金補水湯靈驗。

戌時受傷小便閉，小腹脹痛真可憐。

四肢無力難行走，且莫忘了導赤散。

亥時受傷面肌黃，胸腹脹滿痛難當。

若是重傷不急治，三天必能見閻王。

此傷武當有妙方，祖師留有通腔湯。

武當秘方效靈驗，靈活二字記心間。

附方1：雙元射七丹

【方藥】金錢草、廣木香、小青皮、杭白菊、炒枳實、川厚朴、廣三七、山梔子。

【用法】上藥研麵，煉蜜為丸，每服10g。

【功用】子時損傷諸症。

附方2：通丑扶木湯

【方藥】當歸、白芍、雞血藤、朱茯苓、川芎、三棱、莪朮、鱉甲、梔子。

【用法】水煎服。

【功用】治丑時損傷諸症。

附方3：桔梗杏仁通氣湯

【方藥】桔梗、杏仁、沙參、麻黃、熟地、葶藶子、當歸、麻仁、炒枳殼、川厚朴、款冬花。

【用法】水煎服。

【功用】治寅時損傷諸症。

附方4：少腹加減飲

【方藥】當歸、白芍、川芎、蒲黃、玄胡、桃仁、杏仁、木香、炮薑、小茴、桂枝。

【用法】水煎服。

附方5：參香活胃湯

【功用】治卯時損傷諸症。

【方藥】黨參、木香、陳皮、砂仁、茯苓、焦三仙、蒼朮、炙甘草。

【用法】水煎服。

【功用】治辰時損傷諸症。

附方6：補中益氣湯加味

【方藥】黨參、黃蓍、白朮、茯苓、陳皮、柴胡、升麻、當歸、甘草。

【用法】水煎服。

【功用】治巳時損傷諸症。

附方7：天王養心丹

【方藥】全瓜蔞、桂枝、薤白、棗仁、桔梗、當歸、熟地、白芍、川芎、朱茯神、炙甘草。

【用法】研細麵煉蜜為丸，硃砂為衣，每服10g。

【功用】治午時損傷諸症。

附方 8：渾濁清利湯

【方藥】車前、木通、澤瀉、滑石、竹葉、生地、柴胡、黃芩、桂枝、黨參、甘草。

【用法】水煎服。

【功用】治未時損傷諸症。

附方 9：洲官飲子

【方藥】二花、蒲公英、車前、澤瀉、滑石、茅根、生地、琥珀（研麵沖服）、過江龍。

【用法】水煎服。

【功用】治療申時損傷諸症。

附方 10：化金補水湯

【方藥】桑白皮、葶藶子、生地、山茱萸、山藥、茯苓、桂枝、半夏、陳皮、生薑為引。

【用法】水煎服。

【功用】酉時損傷諸症。

附方 11：導赤散

【方藥】生地、木通、竹葉、琥珀、生甘草。

【用法】水煎服。

【功用】治戌時損傷諸症。

附方 12：通腔湯

【方藥】酒軍、當歸、生地、枳實、厚朴、川楝子、青皮。

【用法】水煎服。

【功用】治亥時損傷諸症。

四、穴位傷驗方

（一）太陽穴傷

太陽穴為死穴，若重傷即刻斃命，難以救治。若輕尚可救治。

【方藥】川芎、羌活、赤芍、當歸、元胡、骨碎補、三棱、木香、蘇木、蓬朮。

【用法】水煎服。

（二）巨闕穴傷

此穴為心之幕也，若重傷必死，輕傷服下方。

【方藥】桔梗、三棱、貝母、赤芍、當歸、元胡、木香、桃仁。

【用法】水煎服。

（三）偷心穴傷

此穴傷先服下方 3 劑，再服下飛龍奪命丹和地鱉紫金丹。

【方藥】竹葉、柴胡、鉤藤、當歸、陳皮、杏肉、桃仁、麥冬、沉香、炙甘草、防風、荊芥、柿蒂。

【用法】水煎服。

附：飛龍奪命丹

【方藥】硼砂 24g、地鱉 24g、自然銅 24g、木香 18g、當歸 15g、桃仁 15g、莪朮 15g、五加皮 15g、猴骨 15g、元胡 12g、三棱 12g、蘇木 12g、靈脂 9g、赤芍 9g、韭子 9g、蒲黃 9g、故紙 9g、陳皮 9g、川貝 9g、硃砂 9g、葛根 9g、桑寄生 9g、肉桂 6g、烏藥 6g、羌活 20g、麝香 6g、杜仲 20g、秦艽 20g、土狗 6g。

【用法】上藥研細麵，重傷服 10g，輕傷每次服 5g。陳酒沖服，每日 2 次。

附：土鱉紫金丹

【方藥】血竭、土鱉、硼砂、自然銅、土狗、元胡、烏藥、當歸、桃仁、牛膝各 20 克，麝香 3g，靈仙、香附子、川斷、五加皮、猴骨、蘇木、貝母、陳皮、澤蘭、靈脂、菟絲子各 24 克。

【用法】上藥研細麵，重傷每次服 10g，輕傷每次服 5g，陳酒沖服。

（四）華蓋穴傷

此穴受傷以下方煎服。

【方藥】枳殼 10g、良薑 3g、三棱 4g、當歸 4g、元胡 3g、木香 3g、砂仁 10g、烏藥 3g、青皮 3g、桃仁 3g、蘇木 3g。

【用法】水酒各半煎服。

（五）氣海穴傷

此穴傷用下方沖服飛龍奪命丹。

【方藥】菟絲子、上官桂、劉寄奴、炒蒲黃、杜仲、元胡、青皮、枳殼、香附子、靈脂、歸尾、砂仁、五加皮、陳皮。

【用法】水煎服。

（六）關元穴傷

此穴傷用下方。

【方藥】青皮、車前子、赤芍、當歸、元胡、木香、桃仁、烏藥、蘇木、莪朮。

【用法】水煎服。

（七）命門穴傷

此穴傷用下方。

【方藥】當歸、川芎、枳殼、陳皮、香附子、厚朴、木香、劉寄奴、蘇木、落得打、三七、乳香、萹蓄。

【用法】水煎服。

（八）章門穴傷

此穴傷分左右，左傷用方 1，右傷用方 2。

【方 1】歸尾、赤芍、紅花、荊芥、元胡、青皮、木香、三棱、蘇木、桃仁、陳皮、莪朮。

【方 2】肉桂、菟絲子、歸尾、蒲黃、加皮、元胡、杜仲、靈脂、寄奴、香附、砂仁。

【用法】水煎服。

（九）乳根穴位

此穴傷分左右，左服方 1、右服方 2。

【方 1】鬱金、赤芍、紅花、莪朮、元胡、寄奴、青皮、當歸、木香、骨碎補、烏藥、桃仁。

【方 2】生地、當歸、赤芍、荊芥、元胡、百部、桑白皮、紅花、青皮、木香、桃仁、蘇木。

【用法】水煎服。

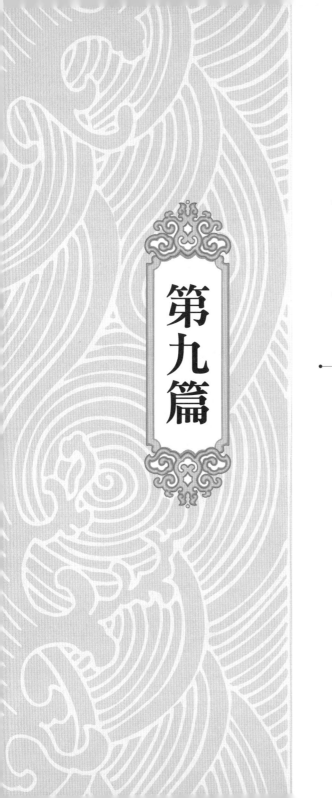

第九篇

武當秘傳
跌打外傷
藥方

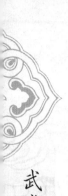

一、武當練功保筋通脈方

桑寄生 15g、川斷 10g、補骨脂 32g、白花蛇 10g、全蠍 10g、虎脛骨 10g、菟絲子 10g、當歸尾 10g、甘草 5g、箭蓍 15g、龍骨 10g。以上諸藥，共研細為粉以後，鹽開水泛丸如豌豆大，用百草霜掛衣晾乾，每次練功前吞服 10 粒，再喝黃酒兩口，片刻練功自感筋勁易柔、柔易似鋼，脈順氣從，渾身輕靈，強壯有力也。

二、武當練功暢通氣血方

當歸 15g、生地 10g、熟地 10g、白朮 10g、山藥 10g、黃蓍 10g、陳皮 6g、木香 3g、小茴香 15g、甜瓜仁 6g、生甘草 3g、敗沉香 0.5g。以上 12 味共研細末，裝入瓶內密閉，每練功前服 6~10g，用老白酒半兩送服，可扶氣血，橫順左右，上下暢通宜於功也。

三、被拳擊傷方

（一）傷處青腫疼痛

紅花 10g、赤芍藥 15g、桃仁 6g、自然銅 1g（煅紅醋浸 3 次）、生甘草 6g、當歸 15g、木香 5g。水煎兩沸，用黃酒 50g 送服，神效也。

（二）拳傷胸脅陰痛方

桃仁 6g、紅花 10g、川鬱金 3g、雲木香 5g、蘇木 10g、土鱉 3g、自然銅 1g、當歸 15g、川芎 10g、赤白芍各 10g。以上 11 味藥，共加冷泉水 3 升，煎取 1 升，加頭生男生（五月以內者佳）小便一杯，溫之服也。立效。

若內瘀作痛加雲南大頭三七粉（沖服），生蒲黃、五靈脂各 10g。

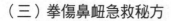

（三）拳傷鼻衄急救秘方

取鮮小薊葉數片，揉爛速塞入鼻內，立止也。

又方：取婦人頭髮一撮燒成灰，取投入鼻甚效，或用冷泉水拍擊前額部，立止。

（四）拳擊心口吐血急救方

白及 32g、三七 6g、血餘炭 10g、梔子炭 15g、大黃炭 10g、炒白芍 10g、馬燈草 32g。共製成粉末，內服 10g立效也。

（五）拳擊百會穴暈倒方

附子 10g、人參 32g、白朮 12g、炙黃蓍 32g、石菖蒲 10g、蘇合香 1g、乾薑 3 片。共煎一碗灌之神效也。

（六）擊小肚致小便尿血方

小薊炭 32g、白茅根 32g、三七 1g、瞿麥 32g、冬葵子 15g、亂髮灰 10g、生甘草 6g。水煎服，加童便一杯即癒也。

（七）擊小肚疼痛難忍方

當歸 15g、玄胡索 10g、川芎 6g、香附 10g、木香 5g、赤芍藥 10g、桃仁 6g、丹參 32g、五靈脂 6g、生蒲黃 5g。水煎服，立效。

（八）擊小腹大便下血方

生地榆 32g、大生地 32g、川黃連 10g、葛根 32g、甘草 6g、槐花炭 15g。水煎服，一劑神效也。

（九）擊打傷筋方

山門前河蟹一具，蟹足數隻，搗爛敷於患處，立癒也。

（十）擊頜脫臼方

令傷者靠椅正坐，忽驚，醫者用兩手托住下頜，向腦後上方用勁送入竅，入位後。再用生天南星搗碎攤於白布上，外敷緊紮也，患傷當晚即癒也。

（十一）擊面部青腫疼痛方

木鱉子 3 個（香油焙灰用），無名異適量（去土），自然銅適量（煅），乳香 10g（去油），沒藥 10g（去油），蘇木 10g。以上諸藥共研細末，以嫩蜜汁製丸，如雞頭米大，每服三丸，白酒送下，神效也。

（十二）擊傷手疼不止法

天麻 10g、白芷 10g、白附子 10g、生南星 10g、防風 10g。以上諸藥共研細末，加失笑散 32g，中和勻，每服 10g（用熱白酒 50g 盅調服）。再取藥粉適量用酒調成為糊狀，敷於患處，一至二日即癒也。

（十三）拳擊面部青腫方

取肥豬肉 250g，鮮黃花菜一大把，搗爛和之，敷於患處立癒。

（十四）拳擊心口瘀血陰痛方

取虻蟲 5 隻、牡丹皮 32g、紅花 15g、鮮芍藥 15g。煎湯一碗摻入童便，2 劑即癒。

（十五）拳打腦破方

大生地 48g、人參 6g、龍腦 0.4g、龍齒 15g、象皮 15g、黃耆 32g。共研末，每服 3g，次日即癒。

（十六）拳擊胸疼痛方

玄胡索 64g、紅花 15g、青柳枝皮 64g、桃枝 32g。水

煎服，加童便更神效也。

（十七）拳擊太陽穴頭痛欲破方

當歸 15g、川芎 10g、白芷 10g、野山羊角 10g（銼末沖服）、細辛 6g、紅花 15g、桃仁 10g、甘草 3g。水煎服，神效。

（十八）拳傷下腹陰痛方

當歸 15g、紅花 10g、虻蟲 0.5g（去足翅）、生蒲黃 15g、五靈脂（醋製）6g。水煎服，神效。

四、棍鞭治方

（一）棍傷腰痛方

當歸 32g、紅花 15g、川芎 10g、自然銅（醋煅）6g、川牛膝 15g、雞血藤 32g、蘇木 10g，大黃 10g。水煎服。

（二）棍傷項後腫痛方

杏仁 5 個、桃仁 10 個、川黃連 15g、血竭 8g、花椒 10g。共搗為爛泥，敷之痛止。

（三）棍擊印堂穴破方

白及、三七、白礬、五倍子各等份，共為細末，敷於傷處血可止，痛可癒。

（四）鞭傷肩背腫痛方

當歸 15g、川芎 10g、生蒲黃 3g、川椒 6g、澤蘭 10g、紅花 10g、桃仁 10g。水煎，黃酒 150g 送服，立癒。

（五）棍打跌倒傷身方

驢皮膠 32g、赤芍 10g、當歸 15g、自然銅（醋淬 7 次）8g，取泉水二升，煎至 250g，加幼童便一盅，同服

下甚效。

【外擦】麝香 0.5g、龍骨 4g、樟腦 6g、輕粉 15g，共研極細末撒於豬脂上敷痛處。

五、推倒摔傷方

當歸 15g、川芎 10g、桂心 0.1g、紅花 10g、牛膝 15g、甘草 6g、乳香 5g、沒藥 5g。取水、酒各 250g 同煎，合服下即癒。亦名：神靈酒也。

又方：血竭 6g、兒茶 5g、紅花 5g、當歸 15g、龍腦 1g、硃砂 1g、桂心 1g、附子 5g。共為細末，用白酒 50g 沖服，再喝童便散行，神效。

六、拳棍擊傷總法

（一）傷處紅腫

瘀血內積者用：當歸 15g、川芎 10g、紅花 10、陳皮 6g、木香 5g、枳殼 6g、桃仁 10g、木通 6g、乳香 5g、沒藥 5g、甘草 6g。水煎服。

（二）傷處已破者

三七 10g、血餘炭 5g、麝香 1g、白芷 15g、天花粉 5g。共為末撒於傷處血即止也。再用當歸 15g、川芎 6g、乳香 5g、沒藥 5g、白芷 10g、玄胡索 12g、甘草 6g、赤芍 10g、二花 10g、連翹 15g。水煎黃酒送下，神效。

（三）傷後血暈者

人參 32g、附子 6g，水煎灌之神效。

（四）潰破久不生肉者

黃耆 6g、白芷 6g、天花粉 10g、輕粉 1g、乳香 5g、沒藥 5g、二花 6g、連翹殼 6g、麝香 1g、血竭 10g、龍骨

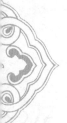

6g、生南星 6g、蛇含石 6g。以上諸藥共為細末裝瓶內備用，用時撒於傷處蓋之，一至二日毒盡長肉，三至五日漸癒也。

（五）傷口久流膿水泛青者

二花 32g、連翹 32g、白芷 10g、乳香 6g、沒藥 6g、黃蓍 32g、防風 10g、赤芍 10g、甘草 6g。水煎服，飲藥汁盡，再飲上白酒一盅，二至三日膿漸退，顏色由白青變紅，繼服三五劑癒也。禁忌大蒜、羊肉也。

（六）補養法

傷久體弱，面黃肌瘦者：人參 15g、當歸 15g、熟地 32g、黃蓍 32g、赤白芍各 10g、白朮 15g、大棗 3 枚、白茯苓 15g、炙甘草 10g，水煎連服 5 劑漸癒。或人參 32g、當歸 15g、黃蓍 32g，蝗蟲 20 隻（去頭足）。共煮喝湯，吃蟲也神效。服藥忌食綠豆、大蒜、蔥、醋。

七、棍打頭傷方

桃仁 10g、紅花 10g、乳香 5g、沒藥 5g、血竭 5g、當歸尾 15g、土鱉蟲 6g、自然銅 10g（淬淬 7 次）、白胡椒 3g。先將前 8 味藥研成細末，再取白胡椒用清泉水 3 升熬煮至半升，泛藥粉為丸，如綠豆大，成人每服 4.5g，用黃酒沖服。神方也。凡棍打傷處或破，未破傷，神效也。破者撒上藥粉；未破者用白酒調成糊狀塗傷處，也可內服，也可外用。

但孕婦禁用，此方對非正當君子莫輕易傳也。

八、錘傷頭頸方

紅花 10g、指甲花 15g、野菊花 32g、劉寄奴 10g、桃

枝 64g、柳枝 64g、青楊柳枝 32g、槐樹枝 32g。水煎洗之
即癒。

九、金傷癒傷丹

當歸 10g、川芎 10g、自然銅 15g（醋煅）、沒藥 6g
（醋製）、乳香 10g（醋製）、豹骨 6g、蘇木 10g、土鱉
10g、穿山甲 6g、甘草 6g、虻蟲 5g、失笑散 15g。以上
諸藥共末，取嫩煉蜜 500g，加入適量米泔水和之，稍放
涼，以小米蒸半熟為性，泛成如豌豆大樣丸，涼乾密封備
用，用時每服 7 丸，用黃酒 100g 送下，兩次即癒也。

十、武當金傷總治

金傷者害其三也：一曰傷其肉，二曰傷其血，三曰傷
其氣。三傷均隨帶有毒害之血，血行全身回心臟藏於肝，
故傷心損肝也。藥滋金者惟毒居一。刀傷者一日死，箭傷
者三日死，戟傷者四日死，釵傷者五日死。毒箭傷者，牙
關緊閉，神志恍惚，舌青面晦，現絕脈者，必死不治也。
抽風肢廢，顛亂胡言者，難症也。

【治法】手撥金毒，罐吸其毒汁，再以陳鹽、甘草水
洗之，用癒將散敷於傷處，白紗蓋之，服逐毒湯甚效也。

（一）癒將散

麝香 5g、輕粉 6g、枯礬 6g、黃丹 6g、松香 6g、黃
芩 6g、梅片 9g。上 7 味藥共研末裝瓶備用。金傷時取出
用鹽甘草水洗後撒傷處，白紗蓋之，次日提毒膏敷貼。

（二）提毒膏製法

二花 15g、元寸 1g、輕粉 6g、松香 6g、紅粉 15g、
乳香 5g、沒藥 5g、自然銅（醋煅 7 次）6g、雄黃 6g、梅

片 1g。以上諸藥除元寸、紅粉、輕粉單獨碾成細粉，再把餘藥粉同元寸等研細摻匀，取香油適量調成糊狀塗於患處，用白紗蓋之，每日夜燈下換藥一次神效也。

（三）逐毒湯方

乳香 5g、沒藥 5g、穿山甲 10g、蒲公英 32g、二花 15g、黃柏 10g、牡丹花 12g、玄參 10g、連翹殼 15g、野菊花 32g、赤芍 15g、皂角刺 10g、生甘草 18g。水煎加黃酒送服，三至五日癒也。

（四）金傷成瘡方

輕粉 12g、兒茶 12g、乳香 15g、沒藥 15g、三七 10g、元寸 1g、白芷 15g、梅片 1g、徽墨 15g。上 9 味藥分別研細末合匀，用生芝麻油調敷瘀傷處，一次即癒。此方用於金瘡已潰者。未潰者用血竭、文蛤各等份研細，野菊花 32g，水煎，調膏處敷傷處。

若箭毒入骨者需開皮刮去骨毒方能救命也。不去骨毒者必死也。華師多以麻沸散開皮刮骨去毒，其法甚妙也。關帝首例患者，英雄蓋世也，相傳關帝外敷的即是此方也。

（五）箭瘡日久不癒方

【外用】紅粉 6g、輕粉 5g、藤黃 6g、雄黃 10g、黃柏 15g、蛤蟆皮灰 6g、白礬 6g、爐甘石 3g、梅片 1g。上藥共研細粉，若潰爛發青者先用鹽水洗滌後再用白礬、甘草水洗後撒上藥，神效也。

再以當歸 24g、川芎 6g、乳香 10g、沒藥 10g、皂角刺 10g、穿山甲 3g、澤蘭 10g、劉寄奴 10g、歸尾 10g、紅花 10g、桃仁 6g、甘草 6g。水煎二合用，黃酒沖服，

若大便秘結者加大黃 10g、芒硝 10g。

（六）草鐮傷頸方

出血者取三七、馬燈草、血餘炭共研細粉撒傷處，用白紗蓋之紮緊，傷輕者一次癒。

傷重服後方：當歸 24g、川芎 10g、赤芍 6g、乳香 6g、沒藥 6g、紅花 10g、生地 15g、甘草 10g、二花 15g、連翹 15g。水煎，加童便 3 盅，內服 3 劑，神效。

（七）毒箭傷骨方

先取巴豆 1 粒（去油）、活羌螂 1 隻（去頭足）、杏仁 5 粒、桃仁 5 粒。共砸百錘成細泥，塗於傷口四周，誘使傷口皮癢，去掉藥泥，用火罐吸其毒液，再用鹽水洗之一至二遍，以元寸 0.1g、明礬 1g、雄黃 10g、三七 6g、白芷 10g。共研細末，撒於傷處。次日以紅粉 6g、元寸 0.1g、梅片 6g、乳香 3g、沒藥 3g、白芷 6g、天花粉 10g，共研為細末，用生蜜汁調之，敷傷處，白紗蓋之。另取當歸 24g、川芎 10g、二花 15g、白芷 10g、天花粉 10g、透骨草 15g、生甘草 3g，水煎服。

（八）棍傷腳面方

棍下打腳面致青腫疼痛者：虻蟲 5 隻、土鱉蟲 2 隻、蝸牛 2 隻、桃仁 10g、乳香 5g、沒藥 5g。共研細末，用生蜂蜜調之塗於傷處，神效也。

若破者加三七粉 6g、白芷粉 6g、大黃炭 6g，拌勻撒於患處，立有止血止疼之效。

【內服法】當歸 24g、川芎 10g、紅花 10g、桃仁 10g、蘇木 10g、生甘草 6g、赤芍 15g。取清泉水 3 升，

煎取 1 升，加童便一碗兌服，一劑而癒也。

（九）武當金傷散

沒藥 15g、乳香 15g、血竭 10g、蘇木 10g、當歸 24g、龍骨 15g。上 6 味藥投入碗罐中密封。外用黃泥一層，以文火燒煆五炷香許停火，待涼後，打開取出藥粉，再研極細過籮，再入大頭三七粉 32g。金傷出血者用，立能止血。

（十）摔傷方

1. 當歸 15g、川芎 10g、紅花 10g、桃仁 10g、三七 10g、赤芍 15g、生地 10g、生甘草 6g、木香 3g。水煎服甚效。

2. 水蛭 5g、乳香 10g、沒藥 10g、木香 5g、玄胡索 15g、甘草 6g、木通 10g。水煎服。

（十一）棍傷筋骨方

【主治】傷筋動骨，棍械擊後皮膚青腫暴起，內瘀作痛，腿傷不能走，胳膊不能舉。

【方藥】元寸 10g、馬前子 120g（油炸刮毛）、紅花 200g、桃仁 120g、沒藥（醋製去油）120g、乳香（醋製去油）120g、土鱉蟲 64g、麻黃 100g、白芥子 64g、當歸 100g、川芎 100g、自然銅（醋煆）120g、生甘草 64g。

【製法】以上 13 味藥，先取元寸單研成極細粉（配入合適輔料），其餘 20 味藥共碾成細粉，全部混合拌勻。取蜂蜜 1050g，煉之黃泡沫下，過濾後摻入藥粉，搓成丸如小彈子大（每丸藥重 6g），用蠟紙包，製盒密封，放陰涼乾燥處。

【服法】成人每服 1 丸，日服 2 次，用黃酒送下。

【注意】此藥對於跌打損傷也有良效，孕婦禁用。

（十二）武當秘傳槍傷散

【主治】槍、箭、刀、戟、釵等擊傷，化膿，腫痛，創口久不癒。

【藥方】元寸 3g、兒茶 64g、沒藥（醋製）32g、硃砂 32g、乳香（醋製）15g、馬燈草 32g、白及 32g、血竭 24g、桃仁 32g、赤芍 32g、梅片 3g。

【製法】上列 11 味藥研成細粉（麝香單研），每 1.5g 包一包，密藏備用。

【用法】外用，取藥粉適量，用白酒調成糊狀塗抹患處，如新傷口，可直接撒上，甚效。

十一、點穴救治法

（一）點華蓋穴治法

華蓋穴在心上屬肺經，受傷重，血迷心竅，必定昏暈而死，急用藥發散為妙，恐防心胃氣血瘀滯，用引藥為君，枳殼 6g、良薑 6g，同十三味藥方共煎（十三味藥方見後），用陳酒沖服，加七釐散 0.6g，能通心胃滯血與腹中泄瀉四五次，用冷粥一碗吃下血止，再服奪命丹 3 劑痊癒。如不治，13 個月發症，主死不治。

（二）點肺底穴救治法

肺底穴被點者，日定亡，或出鼻血而死，急服十三味煎藥。另加引藥：桑白皮 6g，照前煎服，又七釐散 0.5g，紫金丹 3 劑，痊癒。如不治斷根者，十二個月發嗽主死不治。

（三）點正氣穴治法

左偏乳上 1 吋 3 分，名正氣穴，屬肝經，被點者十二日死。引藥：乳香 6g、青皮 6g，同十三味煎服。又七釐散 0.5g，次服奪命丹 2 劑，如傷輕不服藥，四十八日發病，主死不救。

（四）點氣海穴治法

被點者三十八日主死，加引藥為君，木香 6g、廣皮 6g 同 13 味煎服。又七釐散 0.5g，次服奪命丹 3 劑，再加減十三味痊癒。

（五）點上血海穴治法

血海穴，屬肝經，被點者，一百一十六日死，加引藥木香 6g、元胡索 6g，同十三味煎服，又七釐散 0.5g，推行瘀血，再服奪命丹 3 劑，加減十三味。

（六）點正血海穴救治法

右乳下 1 吋 3 分為正血海穴，屬肺經，被點者吐血而死，方用：劉寄奴 6g、桑黃 6g。同十三味煎湯服，又七釐散 0.5g，次服奪命丹 1 劑，如不治痊癒，六十四日主死不救。

（七）點下血海穴治法

右乳上 1 吋 4 分下血海穴，屬肺經，被點者，六日瀉血而死，急用十三味，加引藥：五靈脂 5g、蒲黃 5g，共煎服。又七釐散 0.5g，次服奪命丹 3 劑，如不醫癒，五十四日定死不救。

（八）點氣、血二海穴治法

左右旁乳下 1 吋 3 分氣血二海，屬心肝肺，此乃一計

害三賢，三俠同傷，七日主死，急用十三味加引：木香5g，枳殼5g，同煎服，又能服奪命丹3劑，七釐散0.5g，如不服藥治癒，五十六日必死無救。

（九）點墨虎穴治法

心口下軟骨中名黑虎偷心穴，被點者，立刻眩暈不醒，急用十三味，加引：肉桂3g，炒紫丁香1g，同煎服。次服奪命丹3劑，有效，如不服藥治癒百日主死。

此穴若被雞心拳點中者，拳回即死無效。指傷十二日主死不治。

（十）點藿肺穴治法

心口中下1吋3分為藿肺穴，屬心經，被點者，立刻昏迷不醒，再用打右傍肺底穴下半分，隨舉劈掌聲雷動一挪即還醒。此名回魂穴。受傷引藥：桔梗3g、川貝5g，同十三 味煎服2劑，又服奪命丹3劑，再服紫金丹3劑，如不治痊癒，百二十日發病，主死不救。

（十一）點翻肚穴治法

心口中偏左1吋3分名為翻肚穴，屬肝經，被點者一日即死，加引藥草荳蔻3g、木香3g、巴豆霜0.1g，同十三味煎服。又七釐散0.5g，次飲奪命丹3劑，又加減十三味湯藥兩劑量，再用地鱉紫金丹3劑，外用吊藥敷之，如不治癒者，百二十日主死不救。

（十二）點腹臍穴治法

腹臍內屬小腸脾二經，被點者二十八日定死，加引藥桃仁5g、元胡索5g，同十三味煎服。又七釐散0.5g，奪命丹3劑，痊癒。如不服藥治癒，一月發病，主死不救。

（十三）點丹田穴治法

臍下 1 吋 3 分為丹田穴，亦名分水，精海二處相連，屬小腸腎經，被點中九日即死。加引藥三棱、木通各 5g，同十三味煎服，又七釐散 0.5g，次加減十三味兩劑，如不服藥治癒，四十九日定死不治。

（十四）點正分水穴治法

臍下 1 吋 4 分為正分水穴，屬膀胱經，此處是大小腸二氣相匯之穴，被點者大小二便不通，十四日死，急服十三味加引同煎。加引藥莪朮、三棱、生軍各 5g，又服七釐散 0.5g，次服紫金丹 2 劑，如不醫痊癒，百八十四日主死不治。

（十五）點氣隔穴治法

臍下 2 吋偏左肚為氣隔穴，被點者，百八十日死。加引藥五加皮、川羌活各 5g，同十三味煎服 2 劑，又服七釐散 1g，再服奪命丹 3 劑，如不治癒，一年而死。

（十六）點關元穴治法

臍下 3 吋為關元穴，被點者五日必亡，急服十三味。加引藥小青皮、車前子各 6g，同煎，又七釐散 0.5g，奪命丹 3 劑，痊癒，如服不斷根，二十四日發脹死不治。

（十七）點血海門穴治法

右肋臍下 2 吋並橫血海門穴，被點者一百四十七日定亡。加引藥柴胡、當歸各 6g，同十三味煎服。又七釐散 0.5g，次飲奪命丹 3 劑。

（十八）點氣隔門穴治法

左肋軟骨稍內相連之處，名氣隔門穴，被點者一百二

十日主亡。加引藥厚朴、五靈脂、砂仁各 3g，照前煎服，又奪命丹 3 劑，再加減十三味，如不治痊癒，二百四十日死。

（十九）點血囊穴治法

右肋軟骨之下 2 分為血囊穴，若氣囊二處同被點者，四十二日主死。加引藥歸尾、蘇木各 6g，與前法服，再連服，地鱉紫金丹四五劑痊癒，如不治癒者，十二個月主死不救。

（二十）點血倉、期門穴治法

右脅肋下 8 分軟肉之處，為血倉、期門穴，被點者，六十日亡。加引藥丹皮、紅花各 5g，同前法服，再連服奪命丹 3 劑，如不服藥痊癒，一年發症而死。

（二十一）點氣血囊合穴治法

右脅肋骨下 1 分，此處氣血相交，名為氣血囊合穴，被點者四十二日死。加引藥蒲黃、韭菜子末各 5g 沖服，同十三味煎服，加陳酒一盅沖飲更效，如不服癒，三月發病不醫。

（二十二）點督脈穴治法

腦後枕骨中受傷者，此處為督脈穴，能通三經，一身之主，如果骨碎立死，或五日七日死，急用川芎 6g，當歸 3g，為引，同十三味煎服，又七釐散 0.5g。次用奪命丹四五劑，如不治癒，後腦疼不止，周身疼而死。

（二十三）點正額穴治法

頭額正中屬心經，如被點打，皮肉不破，瘀血迷心竅，六七日而死，急用引經藥、羌活、防風、川芎各

6g。同前法服，又奪命丹 3 劑，痊癒。

（二十四）點大腸命門穴治法

頭角兩邊屬太陽太陰穴，大腸命門穴，被點中七日死，輕傷十五日死，如損傷耳目瘀血化膿不死，如傷風脹腫者亦死，急用引藥川芎、羌活各 3g，照前服，又七釐散 0.5g，次奪命丹 2 劑，外用八寶丹藥粉敷之立效，如不治癒，七日必死。

（二十五）點藏血穴治法

頭兩邊耳尖下，名藏血穴，亦云少陰經，屬肝經厥陰經，二穴被點打重者，血走肝腎，悶絕立死，如傷破出血，見風損氣者，必定浮腫，在四十日內死。

用引藥當歸 5g、生地 6g、川芎 3g，照前法服，又七釐散 0.5g，次奪命丹 3 劑，外用桃花散敷之，如不治癒，五十六日發症而死。

（二十六）點印堂眉心穴治法

頭中額下 1 吋為印堂眉心穴，屬陽醒神，被點打者，頭髮腫如斗大，三日內主死。

用引經藥防風、羌活、荊芥、川芎各 5g，照前法服，又七釐散 1g，次奪命丹 3 劑，痊癒，如若皮破出血不腫者無妨，如悶傷滿腫出血主死不治。

（二十七）點血阻、捉命、斬命、黑虎心、歸陰、遊魂穴治法

此六穴被點打重者必死，如輕傷可治，切莫輕視，治方見前，如果肋骨斷碎者，雖非正穴，如無祖傳神方，十有九死，此妙方神效無比，名曰重生膏，又名喝骨引，用

法須口訣相傳也。

取重秋糯稻草生穀者，用鮮者120g、陳者64g，炒灰，以童便製7次，存性，再用續隨子葉去刺64g，搗千餘錘，以草灰和勻，再搗糊加飛小麥粉一盅，搗成膏，陳酒製好，敷患處，立止疼，神效。

再服七釐散，重0.5g、輕0.3g，酒吞服，又地鱉紫金丹3g，奪命丹3劑，再十三味方，臨症加減。

（二十八）點背部穴治法

凡人身背部穴道，生死之位，屬腎命，背心第七節骨兩旁，偏下1分薄肉之處。打重者必吐血痰，一年主亡。用引藥補骨脂、杜仲各6g，照前法服，又奪命丹3劑，如不治痊癒，十四個月必死無救。

（二十九）點後海底穴治法

腎命穴下偏兩傍，並橫下1吋8分，為後海底穴，被點打者三十三日死。引藥補骨脂5g、烏藥6g，照前法服，又紫金丹3劑，再服十三味痊癒，否則六十四日發症主死不治。

（三十）點腰眼穴治法

後海下1吋3分兩腰眼中，左屬腎右屬命，被點者發笑，三日定死。加引經藥桃仁、續隨子各6g，照前法服，又奪命丹3劑，次服藥酒癒，如不服斷根，後發病主死不治。

（三十一）點命門穴治法

腰腎右邊傍中為命門穴，被點者昏沉不醒，十四個時辰必死，宜急治。加引藥桃仁、前胡各6g，照前法服，

又奪命丹 3 劑，再用藥酒痊癒，如不治斷根，後發病服藥無效，可服前治之方，再加丹參 6g，同煎服有效。

（三十二）點後海底穴治法

臀股尾梢骨下為後海底穴，被點者七日主亡。加引經藥大黃、月石、木瓜各 6g，前方同煎，又奪命丹 3 劑，如尾梢骨尖重傷，不治痊癒，一年半發黃胖而死不治。

（三十三）點顴口穴治法

兩腿骨盡處為顴口穴，點重者一年而亡。加引藥益智仁、木瓜各 5g，牛膝 6g，照前服，又地鱉紫金丹 4 劑，如不治癒，後發瘋不治。

（三十四）點湧泉穴治法

腳底心為湧泉穴，點重傷者十四月主死不救，急治無妨。加引經藥木瓜、川牛膝各 6g，照前法服，若腎傷者，用參三七、益智仁各 6g。

以上三十六大穴，受傷重者立死，輕者可救，輕者當時不知其疼，日後發病而亡，只因病多服藥無效，有內傷故也。

凡打鬥時切不可輕意，須當服藥為主，各穴道受傷者，先用發散為主，十三味總煎方為君，加減十三味為佐，丸藥、藥散臨證用之，凡施藥切勿誤入，慎之慎之。

十二、點穴救治秘方總煎十三味方
（通治跌打損傷）

川芎 6g、歸尾 10g、玄胡 6g、木香 6g、青皮 6g、烏藥 6g、桃仁 6g、遠志 6g、三棱 5g、莪朮 6g、骨碎補 6g、赤芍 6g、蘇木 6g。大便不通加生川軍 6g，小便不通

加車前子 10g，胃口不開加厚朴、砂仁各 6g，水二碗煎至半碗，陳酒沖服。

加減十三味方：

遠志（去心）6g、寄奴 6g、肉桂 5g、廣皮 6g、杜仲 6g、當歸 10g、玄胡 6g、砂仁 6g、五加皮 10g、五靈脂 6g、生蒲黃 6g、枳殼 5g。水煎酒沖服。

十三、通治發散方
（凡損傷先發散瘀血，宜通用一、二劑）

川芎 6g、歸尾 7g、防風 6g、羌活 6g、荊芥 7g、澤蘭 7g、枳殼 6g、獨活 6g、猴薑 7g。水煎酒沖服。

（一）發散上部方

防風 6g、白芷 3g、紅木香 3g、川芎 6g、歸尾 6g、赤芍 6g、陳皮 6g、羌活 6g、法半夏 6g、獨活 5g、骨碎補 5g、生薑 3 片。水煎酒沖服。

（二）發散中部方

杜仲、川斷、貝母、桃仁、寄奴、蔓荊子各 6g，當歸、赤芍、自然銅（醋淬）各 10g，肉桂 1g、茜草 3g。水煎，酒沖薑汁服。

（三）發散下部方

牛膝、木瓜、獨活各 10g，歸尾 6g、川芎 6g，川斷、厚朴、靈仙、赤芍、銀花各 8g，甘草 3g。水煎，酒沖薑汁服。

凡人上、中、下三處受傷，須用發散藥一、二劑為要，氣急有痰加製半夏 10g，風痰，加製南星 6g，心驚加膽南星 5g，桂心 1g，香附 5g，同煎服。

十四、飛龍奪命丹

硼砂 24g、地鱉蟲 24g、自然銅 24g（醋淬 7 次）、血竭 24g、木香 18g、當歸 15g、桃仁 15g、莪朮 15g、五加皮 15g（酒炒）、製猴骨 15g、元胡索 12g（醋炒）、三棱 12g（醋炒）、蘇木 12g、五靈脂 10g（醋炒）、赤芍 10g、韭子 10g、生蒲黃 10g、破故紙（鹽水炒）10g、炒廣皮 10g、川貝 10g、硃砂 10g、炒葛根 10g、桑寄生 10g、肉桂 6g（去皮）、烏藥 6g、羌活 6g、麝香 0.1g、杜仲 6g（鹽水炒）、炒秦艽 6g、炒前胡 6g、土狗 6g、青皮 6g（醋炒），共為細末。

重傷每服 10g，輕傷每服 5g，陳酒沖服。

十五、七釐散

土元 24g（去頭足）、血竭 24g、硼砂 24g、莪朮 15g（醋炒）、五加皮 15g（酒炒）、菟絲子 15g、猴骨 12g、巴豆霜 10g、三棱 10g、青皮 10g（去皮）、赤芍 10g（酒炒）、烏藥 6g、炒枳殼 6g、當歸 6g（炒）、蒲黃生熟各 6g、麝香 5g，共為細末。輕傷每服 1g，重傷每服 1.5g，最重者每服 2g，凡瘀血攻心者，服之即醒，陳酒沖服。

十六、卸骨擒拿救治法

（一）舒筋活絡湯

荊芥 6g、防風 6g、透骨草 15g、羌活 3g、獨活 5g、桔梗 6g、祁艾 6g、川椒 6g、赤芍 15g。煎濃湯趁熱洗，每日 3 次，輕者 3 日可癒，重傷 9 日可癒，專治被卸被拿或其他跌打損傷，而皮膚發現青腫隱隱作疼者皆治之。皮破流血禁用此方。

（二）壯筋續骨丹

當歸 64g、川芎 32g、白芍 32g、炒熟地 20g、杜仲 32g、川斷 64g、五加皮 64g、骨碎補 100g、桂枝 32g、三七 32g、黃蓍 32g、虎骨 32g、破故紙 64g、菟絲子 64g、黨參 64g、木瓜 32g、劉寄奴 64g、地鱉蟲 100g。

以上 18 味共為細末，砂糖水製成水細丸，每服 10g，酒引下凡被卸拿筋骨受傷非洗藥所能治者，服此必能見效，即筋斷骨折，所傷輕者，亦可治之。

十七、武當道教醫藥秘傳內外損傷主方（按症加減）

歸尾、川芎、生地、續斷各 6g，蘇木、乳香（去油）、沒藥（去油）、木通、烏藥、澤蘭各 3g，桃仁（去皮尖）14 粒，甘草 1g、木香 1g、生薑 3 片，水煎。加童便老酒各一杯沖服。引經各藥開後：

1. 瘀血凝胸加砂仁 5g。

2. 血攻心氣欲絕加淡豆豉 3g。

3. 氣攻心加丁香 3g。

4. 氣喘加杏仁、枳殼各 3g。

5. 狂言加人參 3g、辰砂 1g，金銀器同煎。

6. 失音不能言加木香、菖蒲各 3g。

7. 氣塞加厚朴、膽草各 3g，陳皮 1g。

8. 發熱加柴胡、黃芩、白芍、薄荷、防風各 3g，細辛 1g。

9. 瘀血加頭髮灰 6g。

10. 發笑加蒲黃 3g、川連 6g。

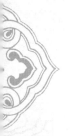

11. 腰傷加破故紙、杜仲各 3g，肉桂、小茴各 1g。

12. 大便不通加大黃、當歸各 6g，朴硝 3g。

13. 小便不通加荊芥、大黃、瞿麥各 3g，杏仁去皮尖 14 粒。

14. 大便黑血加川連 3g、側柏葉 6g。

15. 小便出血加石榴皮 3g、茄梗 6g。

16. 大小便不通加大黃、杏仁、肉桂各 5g。

17. 小便失禁加肉桂、丁香各 3g。

18. 大便失禁加升麻、黃蓍、訶子、桔梗各 3g。

19. 腸中冷疼加元胡索、良薑各 3g。

20. 咳嗽加阿膠 6g，韭根汁一杯。

21. 腸右一點疼加草果、連翹、白芷各 3g。

22. 糞門氣出不收加升麻、柴胡、黃蓍、白朮各 3g，陳皮、甘草各 1g。

23. 腸左連一點疼加小茴香、赤芍各 3g，蔥白 3 個。

24. 咳嗽帶血加蒲黃、茅花各 3g。

25. 口中出糞加丁香、草果、南星、半夏各 3g，縮砂 3 粒，赤小豆百粒。

26. 舌上生苔加薄荷 6g、生薑 3g。

27. 舌短語不清加人參、黃連、石膏各 3g。

28. 舌長寸許加生殭蠶、伏龍肝各 3g，生鐵 120g。

29. 耳腫起加豆豉 3g。

30. 呃塞加柴胡、五加皮、木瓜、車前子各 3g。

31. 九竅出血加木鱉子、紫荊皮各 3g，童便一杯沖服。

32. 腰疼不能轉側加泡濃細茶 3 杯，老陳酒 1 杯沖服。

33. 遍身痛難轉側加巴戟、牛膝、桂枝、杜仲各 3g。

34. 發腫加防風、荊芥、白芍各 3g。

35. 喉乾見藥即吐加好砂仁粉納在舌上半時用藥送下。

36. 喉不乾見藥即吐加香附、砂仁、丁香各 3g。

37. 言語恍惚時時昏沉欲死，加木香、辰砂、硼砂、琥珀各 3g，西黨參 15g。

38. 血氣攻心有宿血不散用母烏雞一隻煎湯加老陳酒，黑豆汁各半，沖藥內服。

39. 頭疼如裂加肉蓯蓉、白芷梢各 3g。

40. 頭項心傷加白芷、厚朴、藁本、黃芩各 3g。

41. 眼傷加草決明 5g、蔓荊子 1g。

42. 鼻傷加辛夷、鱉甲各 3g。

43. 耳傷加磁石 3g。

44. 喉嚨傷加青魚膽、清涼散。

45. 兩頰傷加獨活、細辛各加 3g。

46. 唇傷加升麻、秦艽、牛膝各 3g。

47. 齒傷加穀精草 3g。

48. 齒搖動未落加獨活 3g、細辛 1g，另用五倍子、地龍為末，摻牙根上即癒。

49. 左肩傷加青皮 5g。

50. 右肩傷加升麻 5g，若身上亦有傷，不可用升麻，致血攻心而死。

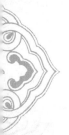

51. 手傷加桂枝、禹餘糧各 3g，薑汁三匙。

52. 乳傷加百合、貝母、漏蘆各 3g。

53. 胸傷加柴胡、枳殼各 3g，韭汁一杯。

54. 左肋傷加白芥子、柴胡各 3g。

55. 右肋傷加地膚子、白芥子、黃蓍各 3g，升麻 1g。

56. 肚傷加大腹皮 3g。

57. 背傷加砂仁、木香各 3g。

58. 腰傷加杜仲、破故紙各 3g。

59. 腰肋引疼加急性子 6g。

60. 小肚傷加小茴、急性子各 3g。

61. 左右兩胯傷加蛇床子、槐花各 3g。

62. 外腎傷縮上小腹加麝香 0.1g，樟腦 0.1g，萵苣子一杯，3 味共研細末，以萵苣子一杯，三味共研細末，以鮮萵苣搗為膏，和藥貼臍上即出。

63. 肛門傷加檳榔、槐花、炒大黃各 3g。

64. 兩足腿傷加牛膝、木瓜、石斛、五加皮、蘇梗各 3g。

65. 兩足根傷加茴香、紫荊皮、蘇木各 3g。

66. 諸骨損傷加蒼耳子、骨碎補各 3g。

67. 諸骨節損傷加茯神 6g，腫疼加人參、附子各 3g。

68. 瘀血積聚不散、腫疼、服藥不效取天應穴，用銀針刺出血癒；腫疼發熱飲食不思加人參、黃蓍、柴胡、白朮各 3g。

69. 若寅卯二時發熱作痛加陳皮 1g，黃蓍、白朮各 3g。

70. 腫疼不赤加破故紙、大茴香、巴戟各 3g，菟絲子 5g。

71. 如漫腫不甚作痛加赤芍、熟地、杜仲、蒼朮各 6g。

72. 青腫潮濕作熱加山楂、山藥、厚朴、白朮各 3g，砂仁 7 粒。

73. 青腫不消，面黃，寒熱如瘧加人參、黃蓍各 2g，白朮、升麻、柴胡各 1g，陳皮 2g。

十八、損傷補方藥

大熟地 21g，炙黃蓍、白當歸、焦朮、生薏仁、淨棗仁各 10g，川牛膝 6g，赤芍、白茯苓、木瓜各 6g，防風 3g、川芎 2g，加桂圓肉 3 個，水煎服。

十九、武當奪命丹

當歸、草烏、乳香、沒藥（過油）、血竭各 6g，自然銅 10g（醋淬 7 次），研為細末，每用 1.5g，黃酒送下，重傷兩三劑即癒。

二十、武當當歸飲

當歸 24g、澤蘭 24g、紅花 10g、桃仁 10g、丹皮 10g、蘇木 6g，酒，水各一碗，煎一半。頭傷加藁本，手傷加桂枝，腰傷加杜仲、白芥子、牛膝，此方效驗如神。

二十一、大力丸

沙苑蒺藜鹽水泡炒，黃魚膠蛤粉炒，全當歸酒炒，大生地酒泡蒸三遍，各 500g，共為細末，蜜丸如桐子大，每服 10g，龍眼湯送下。

二十二、英雄丸

沙苑蒺藜 250g、牛板筋 3 副，甜瓜子、虎脛骨、龜

板、白茯苓、當歸各 64g，續斷 100g、杜仲 100g、故紙 64g、自然銅 15g、土鱉 10 個、硃砂 10g、地龍 60g。共為細末，蜜丸，每服 10g，前半月鹽湯送下，後半月黃酒送下。

二十三、續手功洗手藥方（如意散）

象皮切片、鯪魚甲酒炒、半夏、川烏、草烏（薑汁製）、全當歸、瓦松、朴硝、川椒、側柏葉、透骨草、紫花地丁、食鹽各 100g，加鷹爪一對，共入盆內，陳醋 3.5kg、河水 4kg 浸泡，臨用時取出沖滾湯。洗後捽乾練功。

二十四、武當止血散

1. 三七 10g、血餘炭 10g、白及 15g、馬燈草 24g。上四味藥共研為細末，加梅片少許裝瓶備用。刀傷者將藥粉撒於患處包紮之，立能止血止痛。

2. 馬勃 32g、黃柏 32g、三七 10g。上三味藥共為細末，刀傷出血者用之甚效。

二十五、武當活血丹

【主治】拳棍錘棒一切武傷、紅腫、疼痛、跌打損傷、金瘡出血肉、腰岔氣、血瘀作痛。

【方藥】紅花 32g、桃仁 21g、乳香 15g（醋製）、沒藥 15g（醋製）、血竭 15g、蘇木 15g、兒茶 32g、歸尾 32g、赤芍 64g、玄胡索 32g、麝香 5g、梅片 6g、硃砂 10g、白芷 32g、南星 10g、生甘草 30g、大頭三七 10g。

以上十六味藥，麝香、硃砂、冰片三味取出單研，其餘諸藥共碾碎用籮過後，將細粉加入摻勻，取黃米粉 90g

打糊製丸，如豌豆大，涼乾裝瓶備用。成人每服三五粒，黃酒送下，日服兩次，幼者酌情減之。在未製以前也可取出部分藥粉密藏備用，作外敷藥，功效甚好。出血取藥粉撒於傷處，可止血上痛，若傷處紅腫疼痛，可用白蜜或生芝麻油調之，敷於患處，效如仙丹也。

二十六、武當展筋丹

【主治】跌打損傷，血瘀作痛，傷筋動骨，脊椎膨大，肢體拘攣，行動困難等。

【方藥】當歸 64g、川芎 64g、紅花 64g、桃仁 50g、自然銅100g（煅透醋淬 7 次）、土鱉蟲 64g、馬前子 30g（製去毛）、血竭 100g、薑黃 32g、白芷 62g、木香 32g、陳皮 32g、沉香 15g、小茴香 15g、三參七 64g、乳香 100g、沒藥 100g、赤芍 100g、香附 100g、兒茶 100g、雞血藤 120g、川烏 32g（製）、鳳仙花 64g、麻黃 64g、硃砂 10g、冰片 3g、元寸 10g。

以上共 27 味藥，先將前 24 味藥研細過籮，再將冰片、硃砂、麝香分別置缽鍋內研細兌入摻勻。再取清泉水加生甘草 50g 燒沸，放冷以甘草水泛水丸，如梧桐子大，涼乾備用。成人每服 3g，黃酒送下。孕婦忌服。忌大蒜、羊肉。

吾恩師用此丸治療武傷、金傷、跌打損傷三百多人，無不效也。

二十七、復生散

【主治】武打致昏倒地，昏迷不醒者。

【方藥】元寸 1g、土鱉蟲 6g、巴豆霜 3g、蘇合香

10g、自然銅（醋炒）24g、乳香（醋製）3g、沒藥 3g（醋製）、硃砂 3g、木香 3g、血竭 3g。上 10 味藥分別研製成細粉裝瓶備用。

成人每服 1～2g，用黃酒沖服，立起甦醒，神效。此散亦可外敷治療金傷成瘡久日不癒者，用香油調成糊狀塗患處，已潰破者將藥粉撒於傷處甚效。

二十八、武當回春膏

【主治】金傷成瘡流膿水，久日不癒，時癢時痛，五種瘡毒，無名腫毒，陰陽惡瘡，均能醫也。

【方藥】乳香 32g、沒藥 32g、蜈蚣 32g、二花 150g、連翹殼 150g、地丁 150g、黃柏 150g、白芷 150g、穿山甲 150g、兒茶 30g、川黃連 150g、黃柏 150g、生梔子 150g、赤芍 150g、豬苓 150g、當歸尾 150g、川芎 100g、生黃蓍 150g、生甘草 64g、白蘞 150g、樟腦 32g、輕粉 32g、紅粉 32g、廣丹 100g、梅片 10g、血竭 32g。

以上 25 種藥先將乳香、沒藥、輕粉、紅粉、樟腦、梅片、血竭、兒茶八味藥分別單研單包，再將塗藥 18 味軋成粗末，取麻油 25kg 倒入鐵鍋內，再把蜈蚣、二花等 18 味藥放油內加溫，炸枯撈藥渣，將藥油過濾再入鍋用文火熬煉，待藥油煉至滴水成珠時（即藥油沸面青煙轉濃黑煙至白煙時，油花由鍋壁移於油鍋中心時，離火下丹每 350g 藥油下丹 120g）。下丹時，邊下邊攪防止丹落鍋底或溢出。下丹完畢立即用冷水噴灑油膏，鍋中待冒黑煙降溫後，分成小坨投入冷水中，浸泡 10~15 天，每天換水兩次，以去火毒。去盡火毒再將元寸等 8 味細粉兌入油膏

中（將油膏置鍋，漸加溫軟化後加入細料和勻）。

攤膏：二寸半見方，膏重 3g，一寸半見方，膏重 2g，最後蓋章標記，裝盒密封。

二十九、武當千錘膏

【主治】紅腫高大，無名腫毒，乳癰初起，紅腫疼痛。

【方藥】杏仁 40 粒、桃仁 40 粒、生巴豆 7 個、陳銅綠 10g、冰片 6g、香油 160g。

【製法】將上 5 味藥置於石槽內共搗（去皮），成泥狀，再取出放板上用錘砸加入銅綠和冰片，同時摻入香油搓揉，傳曰：錘一千錘，故名千錘膏。裝瓶封閉備用。敷於患處。

三十、武當五仙膏

【主治】癰疽、疔毒、紅腫、疼痛。

【方藥】生甘草（去皮）64g、元寸 1g、廣丹 10g、梅片 1g、黃連 32g。

【製法】先將黃連、甘草製為細末，再把餘藥粉合勻，取生油適量把藥粉調糊裝瓶內備用，塗抹患處包紮，治上述症特效。

三十一、觀音膏

【主治】拳械擊傷，脫臼骨折，紅腫疼痛，日久成瘡，已潰未潰，筋傷難伸，行動困難，腰痛腿疼。

【方藥】桂枝 64g、桑枝 32g、紅花 32g、桃仁 100g、乳香（醋製去油）64g、沒藥（醋製去油）64g、天花粉 64g、白芷 64g、大黃 64g（酒製）、赤芍 64g、木瓜

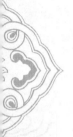

64g、蘇木 32g、牛膝 64g、自然銅 32g、舒筋草 32g、牡丹皮 32g、劉寄奴 64g、木通 32g、雞血藤 64g、玄胡索（醋製）64g、兒茶 64g、當歸 64g、川芎 64g、廣木香 32g、輕粉 32g、紅粉 32g、元寸 10g、生甘草 32g、廣丹 32g、冰片 15g。

【製法】全料共 30 味藥。先將乳香、沒藥、自然銅、兒茶、紅粉、元寸、冰片、廣丹 8 味單研單包備用。再將桂枝等 22 味藥砸成粗末倒於鐵鍋中，取香油 3000ml 加溫炸枯，撈去殘渣過濾，續用文火慢熬，使藥油面起的煙由青轉成濃黑煙，再轉成白煙，油花由鍋壁移到油鍋中心時，取藥油試之，滴水成珠不散時，離火下丹。每 320ml 藥油，下丹 120g，邊下丹邊攪勻，然後噴冷水入油鍋中，降溫不燙手時，將油膏分成小坨投入冰水中浸漬，每天換二次冷水，共浸 15 天，以去火毒。再將油膏置鍋內漸加溫化，兌入 元寸等 7 味細料，揉勻攤膏，見方三寸半者攤油膏重 2g，見方一寸六者攤膏重 1g，最後蓋章密封保存備用。

三十二、武當白衣膏

【主治】武打傷筋動骨，跌打損傷，骨折脫臼，跌仆閃腰，血瘀腫痛，扭傷摔傷等。

【方藥】當歸頭 32g、赤白芍 32g、紅花 32g、黑丹皮 32g、乳香（醋製）40g、沒藥（醋製）40g、穿山甲 40g、生牡蠣 40g、鱉甲 40g、兒茶 40g、廣木香 15g、南丁香 6g、生甘草 21g、輕粉 32g、紅粉 32g、桃樹枝 64g、柳樹枝 64g、梅片 10g、桂枝 32g、鉛丹 320g、元

寸 10g。

【製法】先將乳香、沒藥、兒茶、輕粉、元寸、梅片、鉛丹 7 味藥取出，需研者研細單包備用。再將當歸頭等 15 味藥粉粗粒取香油 1500ml，置鐵鍋內把藥炸枯，撈去殘渣，再將藥油過濾，繼續用文火煞縮，使油沸面上煙由青轉濃黑，再漸轉為白色時（另外看油花轉移翻在油面中心時），可離火下丹，邊下丹邊攪勻，防止藥油外溢和丹沉底焦化。下丹後立即用冷水噴於油膏內降溫，將油膏分成小坨，立即倒入冷水中浸泡，每日換水 2 次，共泡 15 天，以去火毒。

最後將油膏低溫溫化，兌入元寸等七味細料揉勻，攤膏寸分見方大小的布襯，攤膏約 2g，一寸六見方的攤膏約 1g，密封印字備用。

三十三、武當九虎丹

【主治】跌打損傷，傷骨動筋，血瘀作痛，紅腫不散，閃腰岔氣，扭傷轉筋，四肢拘攣。

【方藥】乳香（醋炙）100g、沒藥（醋製）100g、當歸 150g、川芎 100g、天南星（製）、紅花 100g、白芷 100g、防風 100g、生甘草 64g。

【製法】將上 9 味藥共碾成細粉過籮，用黃米粉適量打成糊泛藥為丸，如豌豆大，放陰涼通風處涼乾。成人每服 10g，用黃酒沖服，日服 2 次，禁忌大蒜、羊肉。孕婦禁服。也可外敷，療效甚佳。

三十四、武當平風丹

【主治】金傷、打傷、紅傷、跌仆損傷所引起之破傷

風症，見腳弓反張，震顫搐風，牙關緊閉，意識恍惚等。

【方藥】細辛 18g、生白附子 20g、全蠍 18g、天麻 18g、白芷 18g、生南星 18g、羌活 18g、防風 26g、珍珠（豆腐製）1g、生甘草 32g。

上 10 味藥共研細粉（珍珠單研），混合拌勻，取全藥的一半，用冷開水泛丸如綠豆大。每服 5~7 粒，另一半裝瓶密封，需用時取出少許用白酒敷傷處，內外合用良效。

三十五、武當八仙散

【主治】跌打損傷，落馬墜車，紅腫疼痛，血瘀發青，傷筋動骨。

【方藥】馬燈草 15g、馬前子（油炙）64g、乳香（醋製）100g、沒藥（醋製）100g、土鱉蟲 32g、水蛭 32g、麻黃 50g、梅片 3g。

【製法】以上共 8 味藥，先將梅片研細另包，再將餘 7 味藥碾細過籮，再與梅片混合調勻裝入瓷瓶內密封。用時取 3g 以黃酒沖服，日服二次也。可用高度白酒把藥粉調成糊狀敷於傷處。內外兼用，效靈如神。

三十六、練功舒筋丹

【主治】初練武功所致的腰疼腿痛，筋傷氣滯，四肢拘攣，全身不舒等。

【方藥】當歸 100g、紅花 100g、赤芍 100g、木香 32g、防風 64g、舒筋草 100g、木瓜 100g、川牛膝 100g、小茴香 15g、白芷 64g、陳皮 32g、

【製法】上 11 味藥共軋成細粉，用黃米粉打糊製丸，

如梧桐子大涼乾。成人每服 10g，用黃酒送下，孕婦忌用。

三十七、四仙散

【主治】紅腫高大，已潰未潰。

【方藥】取生甘草（取外粗皮）64g、川黃連 6g、綠豆 64g、冰片少許。

【製法】上 3 味共為細末，茶水調膏外敷患處。

國家圖書館出版品預行編目資料

武當道醫傷科臨證靈方妙法／尚儒彪編著.
－初版，－臺北市，品冠文化，2015 [民 104.08]
面；21公分－（武當道教醫藥；5）
ISBN　978-986-5734-31-2（平裝）
1. 骨傷科　2. 辨證論治　3. 道教修鍊
413.42　　　　　　　　　　　　　104010044

【版權所有・翻印必究】

武當道醫傷科臨證靈方妙法

編　　著／尚儒彪
責任編輯／郝志崗
發 行 人／蔡孟甫
出 版 者／品冠文化出版社
社　　址／臺北市北投區（石牌）致遠一路 2 段 12 巷 1 號
電　　話／（02）28233123，28236031，28236033
傳　　真／（02）28272069
郵政劃撥／19346241
網　　址／www.dah-jaan.com.tw
E-mail／service@dah-jann.com.tw
登 記 證／北市建一字第 227242 號
承 印 者／傳興印刷有限公司
裝　　訂／承安裝訂有限公司
排 版 者／菩薩蠻數位文化有限公司
授 權 者／山西科學技術出版社
初版 1 刷／2015 年（民 104 年）8 月

定價／300元

●本書若有破損、缺頁請寄回本社更換●

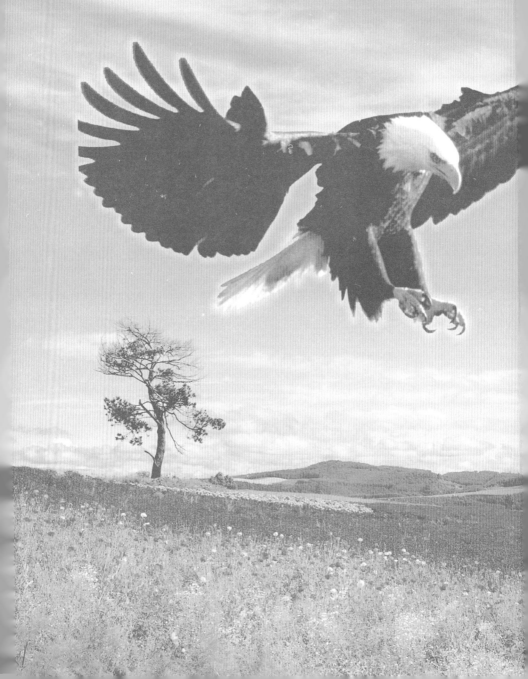

大展好書　好書大展
品嘗好書　冠群可期

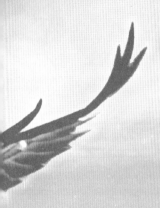

大展好書　好書大展
品嘗好書·　冠群可期